Knaur

W0277185

Dr. med. Monika Weber

Homöopathie für Kinder

- Krankheiten erkennen und behandeln
- Homöopathische Arzneimittel auswählen
- Schwerpunkt: Behandlungsmöglichkeiten im Säuglingsalter

www.knaur.de

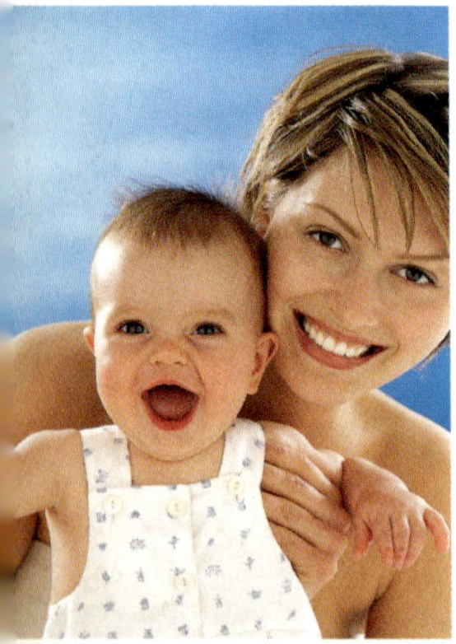

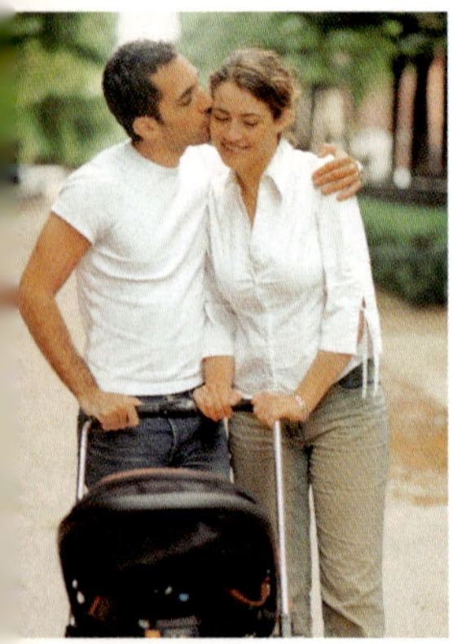

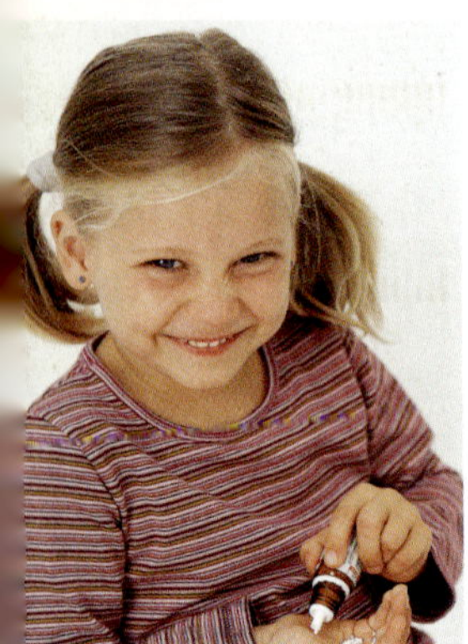

Inhaltsverzeichnis

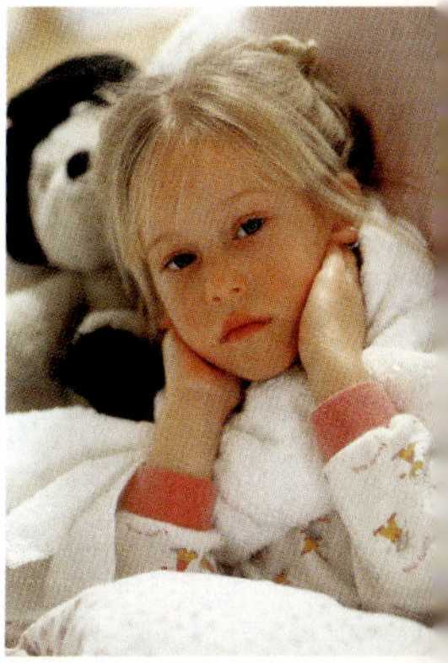

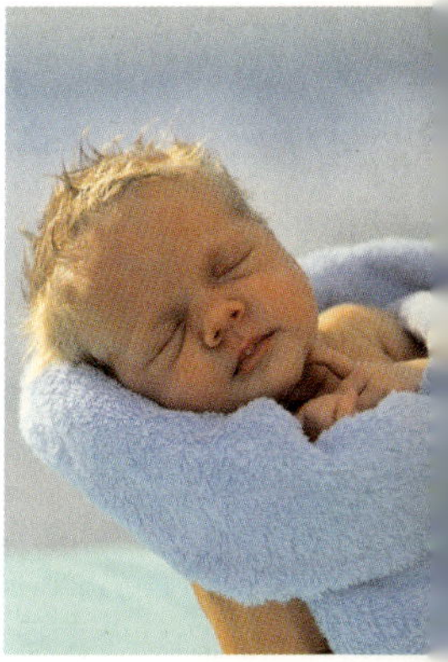

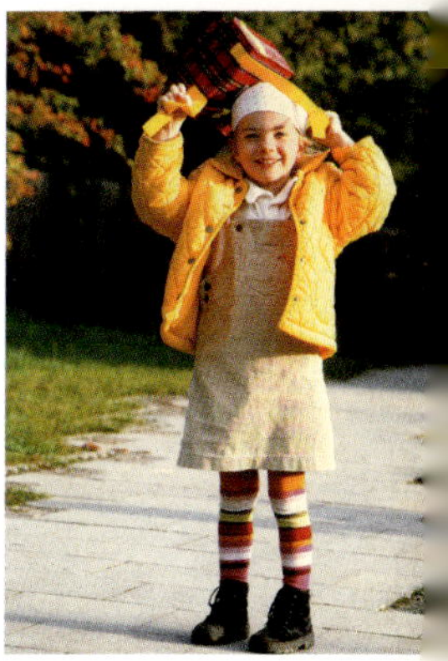

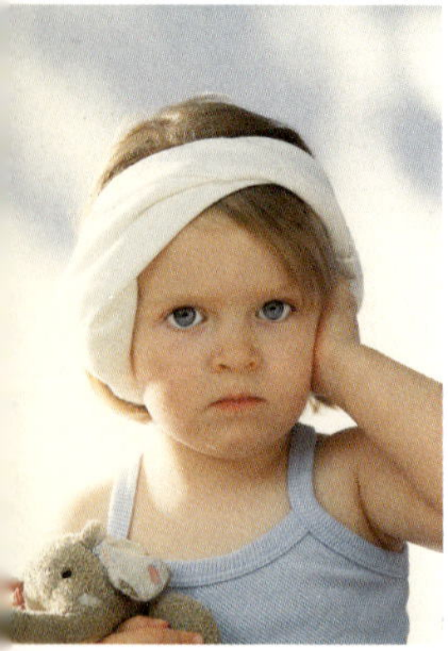
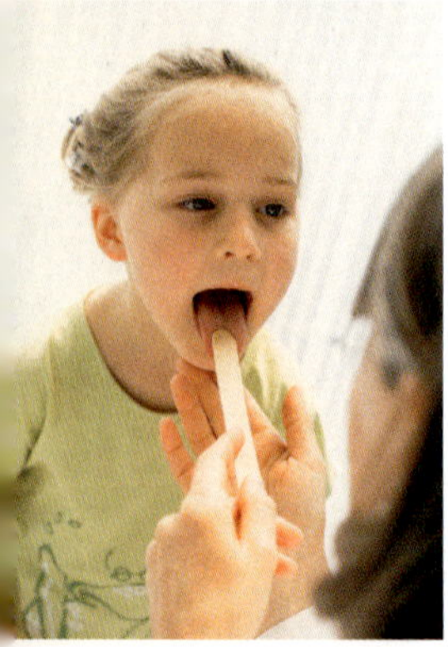
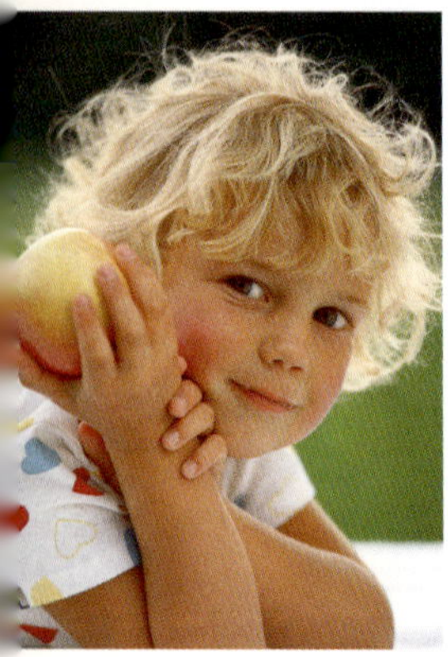

Vorwort

Ähnliches mit Ähnlichem heilen
»Similia similibus curentur«

Ist es auch bei Ihnen so, dass Sie den Kinderarzt nicht wegen jeder Kleinigkeit anrufen wollen? Und Sie möchten Ihr Kind mit natürlichen Mitteln heilen, statt es mit der »chemischen Keule zu erschlagen«?
In diesem Buch zeige ich Ihnen, wie Sie Ihrem Kind mit einer natürlichen, seit gut 200 Jahren bewährten Heilmethode helfen können. Die Homöopathie unterstützt den Körper in seiner Selbstregulation. So kann die Krankheit aus eigener Kraft besser bewältigt werden. Ihr Kind geht gestärkt aus der Krankheit hervor und wird immer weniger anfällig werden. Bei der konventionellen schulmedizinischen Behandlung ist häufig genau das Gegenteil der Fall: Wird das Kind immer wieder mit Antibiotika behandelt, dann wird es eher öfter krank und muss noch häufiger mit einem Antibiotikum behandelt werden. Von den Nebenwirkungen ganz zu schweigen. Die Homöopathie ist dagegen völlig nebenwirkungsfrei – auch, wenn Sie das richtige Mittel nicht gleich finden.
Bei Kindern ist es relativ leicht, das passende Arzneimittel zu wählen, denn sie reagieren meist noch sehr ursprünglich auf äußere Reize wie Krankheitserreger. Wenn Sie gelernt haben, Ihr Kind genau zu beobachten und mögliche Ursachen und Auslöser abzuklären, wird Ihnen die homöopathische Behandlung immer öfter gelingen. Nicht Fiebergrade sind hier ausschlaggebend, sondern wie Ihr Kind individuell auf die Krankheit reagiert. Mit einem homöopathischen Mittel wird die ganze Person behandelt, denn Körper, Seele und Geist beeinflussen sich immer gegenseitig. Daher ist es auch möglich, Störungen zu behandeln, die schulmedizinisch schwer anzugehen sind, jedoch eine Familie stark belasten, z. B. Schlafstörungen.
Bleiben Sie jedoch auch bei der Selbstbehandlung immer mit Ihrem Kinderarzt in Kontakt, insbesondere dann, wenn keine Besserung eintritt.
Ihr Kind wird Ihnen diese Mühe und Ihre Zuwendung danken durch eine ganzheitliche Gesundheit an Körper, Seele und Geist.

Dr. med. Monika Weber

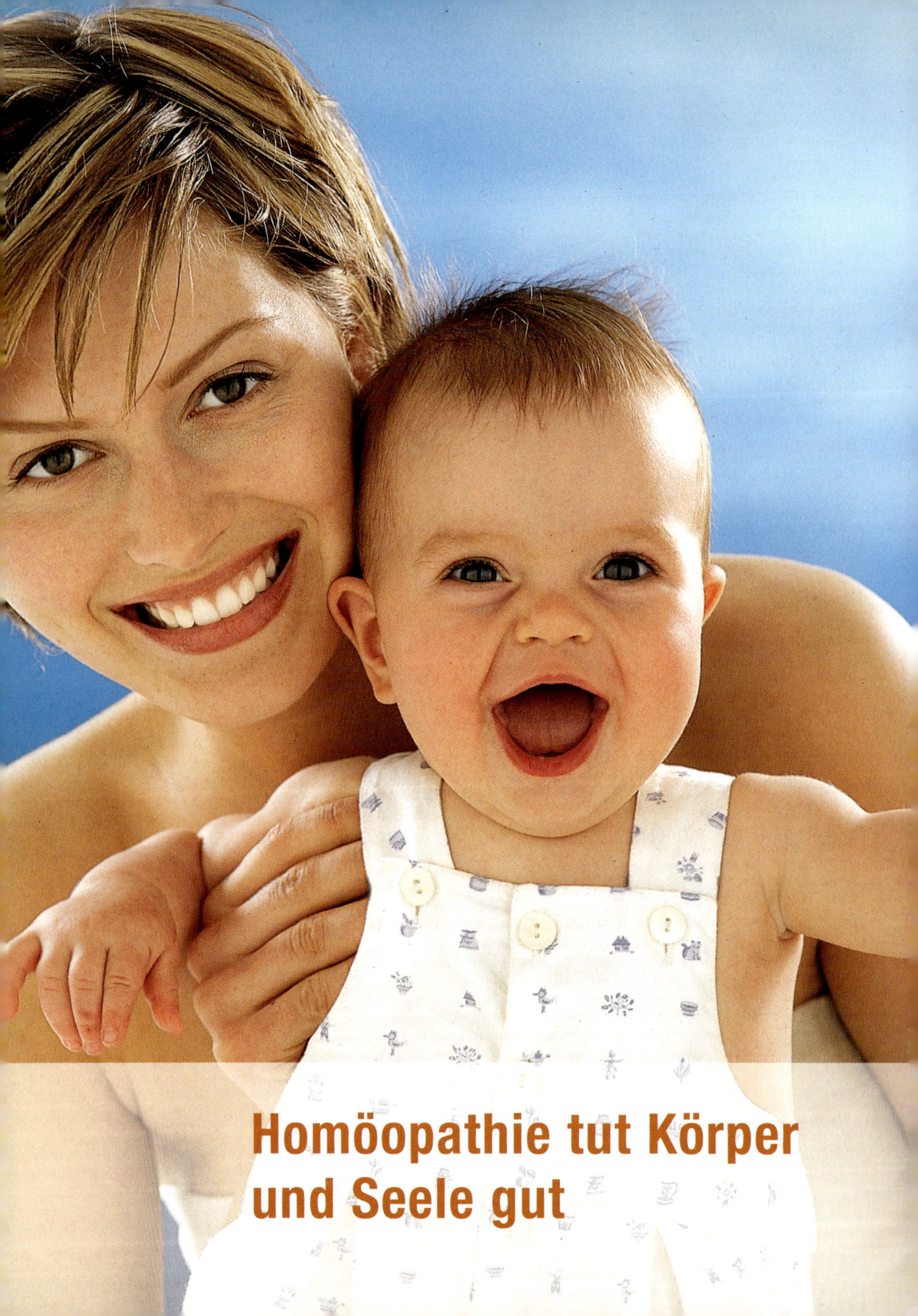

Homöopathie tut Körper und Seele gut

Was ist Homöopathie?

Homöopathie ist eine von vielen Methoden der Naturheilkunde. Homöopathische Arzneimittel werden aus Pflanzen, aber auch aus Tieren und Mineralien gewonnen. Diese Arzneien werden in einer besonderen Weise hergestellt und angewendet.

In der Schulmedizin versucht man mit gegensätzlichen Mitteln zu heilen, zum Beispiel Fieber mit fiebersenkenden Mitteln. Homöopathie dagegen folgt dem Grundsatz »Ähnliches mit Ähnlichem heilen«. Ein unter Übelkeit leidender Patient wird also mit einer Arznei behandelt, die beim gesunden Menschen Übelkeit hervorrufen würde.

Diese Idee ist schon sehr alt. Bereits Hippokrates (460–377 v. Chr.) vertrat sie. Zu einer Heilkunst wurde sie aber erst durch den deutschen Arzt Samuel Hahnemann (1755–1843). Er untersuchte zahlreiche Heilpflanzen und auch andere natürliche Substanzen systematisch, indem er ihre Wirkung an gesunden Testpersonen prüfte. Die auf diese Weise erzeugten Symptome wurden sorgfältig notiert und bilden das Arzneimittelbild dieses Heilmittels. Wenn nun das Arzneimittelbild eines Wirkstoffes möglichst genau mit dem Krankheitsbild übereinstimmte, konnte Hahnemann damit die Krankheit heilen. Um eine anfängliche Verschlechterung durch die Giftigkeit der Arznei zu verhindern, verdünnte Hahnemann die Arzneimittel schrittweise immer stärker und – das war das eigentlich Geniale und Revolutionäre – schüttelte das verdünnte Arzneimittel bei jedem Verdünnungsschritt lange und kräftig. Zu seinem eigenen Erstaunen trat durch dieses Schütteln, die Dynamisierung, eine deutliche Wirkungssteigerung ein, und zwar umso mehr, je stärker das Arzneimittel verdünnt war. Gleichzeitig wurde es ungiftig und verlor seine Nebenwirkungen.

Homöopathie betrachtet und behandelt den Menschen in seiner Individualität, unter Berücksichtigung des Einflusses äußerer Faktoren auf die komplexe Einheit Körper, Seele und Geist. Im Gegensatz zur Schulmedizin, die meist nur ein Organsystem oder eine Krankheit behandelt.

Potenzierung – weniger ist mehr!

Hahnemann nannte den Vorgang des Verdünnens und Schüttelns Potenzierung: Energie und Heilkraft des Arzneimittels nehmen zu, obwohl die Materie abnimmt und ab einer bestimmten Potenz nicht mehr vorhanden ist. Dies ist mit unserem naturwissenschaftlich-materialistisch geprägtem Denken schwer nachzuvollziehen. Dennoch liefert eine

Nicht jedes kleine Wehwehchen muss sofort behandelt werden. Sie sollten Ihr Kind jedoch aufmerksam beobachten – vor allem, wenn es sich auffallend anders verhält als sonst. Und natürlich, wenn es krank ist.

Naturwissenschaft, die Quantenphysik, eine mögliche Erklärung für dieses Phänomen: Sie hat nachgewiesen, dass Materie nicht passiv und träge, sondern dynamisch ist, und dass sie bestimmte Energiemuster besitzt. Diese spezifische Energie wird beim Potenzieren vermutlich vermehrt und dadurch fähig, die gestörte Energie des Patienten »anzustoßen«. So kann er sein Gleichgewicht wieder finden.
Hierbei wird ein weiteres wesentliches Merkmal der Homöopathie deutlich: Sie betrachtet und behandelt den Menschen in seiner Individualität, wobei der Einfluss äußerer Faktoren auf die komplexe Einheit Körper, Seele und Geist berücksichtigt wird. Im Gegensatz dazu wird in der klassischen Schulmedizin in der Regel nur ein Organsystem oder eine Krankheit behandelt. Den Homöopathen hingegen interessiert nicht primär die Diagnose – obwohl er sie stellen wird –, sondern die individuelle Reaktion des kranken Menschen insgesamt. Zu diesem umfassenden Krankheitsbild wird er ein Arzneimittelbild suchen, das in möglichst vielen Punkten mit diesen Reaktionen übereinstimmt. Die Energie der Arznei kann dann den Körper in seiner Selbstregulation und damit Selbstheilung unterstützen.
Dies bedeutet nicht, dass jede Befindensstörung sofort homöopathisch behandelt werden müsste. Wir müssen das kranke Kind aber genau beobachten: Besteht ein Leidensdruck? Besteht eine Gefahr? Braucht der Körper in seiner Selbstregulation tatsächlich Unterstützung? Erst wenn dies zutrifft, muss ein Arzneimittel ausgewählt werden.

Behandlungserfolge seit 200 Jahren

Die Erfolge der Homöopathie sind nach den Prinzipien der naturwissenschaftlichen Forschung, zum Beispiel durch Doppelblindversuch, nur schwer überprüfbar. Aber die Behandlungserfolge der vergangenen 200 Jahre sprechen für sich. Man kann sie nicht leugnen, nur weil der Wirkungsmechanismus noch nicht in allen Einzelheiten erklärbar ist. Denn weder ein ausführliches psychologisches Gespräch, noch ein Placeboeffekt kann für die oft verblüffenden Wirkungen verantwortlich sein. Sogar Babys, Tiere, Pflanzen, isolierte Organe und Zellkulturen reagieren auf eine Behandlung mit homöopathischen Mitteln.

Die Prinzipien der Homöopathie im Überblick

- Krankheitsbild und Arzneimittelbild müssen sich möglichst ähnlich sein.
- Die Arzneimittelprüfung erfolgt an gesunden Testpersonen; es werden keine Tierversuche durchgeführt.
- Das Arzneimittel wird potenziert, das heißt stufenweise verdünnt und dabei jeweils verschüttelt.
- Der ganze Mensch wird betrachtet und behandelt.

Das homöopathische Arzneimittel

Die mehr als 2000 Ausgangsstoffe für homöopathische Arzneimittel stammen aus der Natur. Flüssige Substanzen wie Pflanzenpresssäfte, Tiergifte (z.B. Schlangengifte) oder Tiere (z.B. Ameise) werden mit Alkohol potenziert. Hierfür wird ein Tropfen Ausgangssubstanz mit neun Tropfen Alkohol versetzt und dann lange und kräftig geschüttelt. Diese Arznei besitzt nun die Potenz D1. Nimmt man davon einen Tropfen und verdünnt und verschüttelt wiederum mit neun Tropfen Alkohol, erhält man D2 usw. Es gibt auch mineralische Ausgangsstoffe, die nicht in Alkohol löslich sind, wie beispielsweise Austernschalen. Diese werden mit Milchzucker lange und gründlich verrieben, ebenfalls in Schritten: jeweils ein Teil Ausgangssubstanz mit neun Teilen Milchzucker. Ab D6 sind die meisten Stoffe löslich und können mit Alkohol weiter potenziert werden.

Bei C-Potenzen wird die Verdünnung in Schritten von jeweils 1:100 vorgenommen. Daneben sind noch LM- bzw. Q-Potenzen (1:50000 in zwei Schritten) gebräuchlich.

Bei den in diesem Buch beschriebenen akuten Erkrankungen werden die Potenzen D4, D6 oder D12 verwendet. Für die Behandlung chronischer und in der Regel die ganze Persönlichkeit betreffender Beschwerden benötigt man Hochpotenzen, beispielsweise D200. Diese hoch potenzierten – und hoch wirksamen Arzneimittel sollten Sie jedoch nie aufgrund einer Selbstdiagnose anwenden, sondern nur nach der ausführlichen Konsultation eines Fachmanns der klassischen Homöopathie.

Homöopathische Mittel gibt es in unterschiedlichen Darreichungsformen: als Lösung (Dilutio), als Pulver (Trituratio) oder als Globuli. Diese »Liebesperlen« bestehen aus Milchzucker, die mit dem Arzneimittel besprüht wurden.

Lösung, Pulver oder Kügelchen

Das oben beschriebene Pulver – Trituratio – oder die Lösung – Dilutio – erhalten Sie in der Apotheke. Lösungen sind für Babys und Kinder wegen des Alkoholgehaltes weniger geeignet. Die »Liebesperlen« stoßen da schon auf wesentlich größere Begeisterung. Hierfür werden Milchzuckerkügelchen – Globuli – mit dem homöopathischen Arzneimittel besprüht.

Im Prinzip können Sie diese Arzneimittel bei richtiger Lagerung unbegrenzt aufheben – auch wenn aus rechtlichen Gründen ein Verfallsdatum aufgedruckt ist. Sie sollten sie vor Sonne, Hitze, starken Temperaturschwankungen sowie Feuchtigkeit schützen, auch nicht neben stark riechenden Substanzen aufbewahren – und natürlich unbedingt außerhalb der Reichweite von Kindern.

Was ist Krankheit?

Krankheit ist ein Teil unseres Lebens – wie auch die Geburt und der Tod. Krankheit ist wichtig für den Organismus, denn das Immunsystem braucht ein Training, um stark zu werden.

Neugeborene haben fast noch keine wirksame Abwehr, sondern nur die Antikörper, die sie von der Mutter mitbekommen haben und die sie auch weiterhin über die Muttermilch erhalten. Daher brauchen sie noch eine relativ saubere Umgebung, um nicht gleich krank zu werden. Erst mit der Zeit baut sich eine Darmflora auf; und auch das Immunsystem wird langsam aktiviert. Eine gute Darmflora, wie sie durch das Stillen gefördert wird, ist immens wichtig für den Aufbau des Immunsystems, denn der überwiegende Teil der Lymphknoten sitzt im und am Darm. Nach einigen Monaten sollte sich das Immunsystem stabilisiert haben, sodass sich der Säugling langsam mit den Keimen in seiner Umwelt auseinander setzen und sie abwehren kann. Diese Auseinandersetzung bzw. dieses Training ist wichtig und darf keinesfalls durch übertriebene Hygiene verhindert werden, denn sonst steigt das Risiko, dass das Kind für Allergien und andere Krankheiten anfällig wird, bei denen sich das Immunsystem gegen den eigenen Körper richtet.

Überstandene Krankheiten stärken die Abwehrkräfte sowie die seelische Entwicklung Ihres Kindes. Laut einer großen Schweizer Studie soll sogar das Krebsrisiko sinken, je mehr Kinderkrankheiten – vor allem in den ersten Lebensjahren – durchgemacht wurden.

Kinderkrankheiten sind wichtig fürs Immunsystem

Auch die kleinen, lästigen Infekte (wie z.B. die »Rotznase«) gehören zum Kleinkind- und Kindergartenalter einfach dazu. Sie trainieren den Körper für die Kinderkrankheiten, die ebenfalls eine große Bedeutung für die Entwicklung des Kindes haben. Das Risiko von Komplikationen lässt sich bei entsprechender Betreuung durch die Mutter sowie Beobachtung und homöopathische Unterstützung durch den Kinderarzt auf ein Minimum reduzieren.

Kinderkrankheiten sind auch für die psychische Entwicklung des Kindes wichtig. Es kann sich in dieser Zeit der intensiven Betreuung durch die Mutter hingeben und ist dadurch anschließend fähig zu einem großen Schritt in Richtung Individualität und Selbstständigkeit.

Auch für die Abwehrkräfte sind gerade die Kinderkrankheiten wichtig. In einer großen Schweizer Studie zum Beispiel wurde nachgewiesen, dass das Risiko für Krebserkrankungen umso mehr sinkt, je mehr Kinderkrankheiten – vor allem vor dem achten Lebensjahr – durchgemacht wurden. Aber auch im späteren Leben senkt das Auftreten fieberhafter Erkrankungen das Krebsrisiko.

Krankheit ist also ein sehr komplexes Geschehen. Sie tritt auch nicht grundsätzlich beim Zusammentreffen mit möglichen Krankheitsauslösern auf, sondern nur dann, wenn ein gewisses Ungleichgewicht zwischen körperlichen und seelisch-geistigen Kräften besteht.

Erste Krankheitsanzeichen nicht unterdrücken!

Krankheit ist mehr als ein zu reparierender Schaden. Sie darf nicht unterdrückt werden. Ausschläge und Absonderungen (z.B. Schleim) sind ein Zeichen dafür, dass sich der Körper mit der Krankheit auseinander setzt und sie bekämpft. Wenn wir die Zeichen, die er uns gibt, beachten, können wir die Heilung fördern und mit gestärkten Abwehrkräften weiteren Krankheiten vorbeugen. Wenn wir jedoch Krankheitszeichen unterdrücken, wird sich die Krankheit »nach innen schlagen«, wo sie andere, schwerere innere Krankheiten auslösen kann. So kann ein mit Cortison behandeltes Ekzem später als Asthma in Erscheinung treten.

Insbesondere bei Babys bis zu einem Jahr können vermeintlich harmlose Krankheiten einen gefährlichen Verlauf nehmen. Suchen Sie deshalb im Zweifelsfall lieber einmal zu oft als einmal zu wenig den Kinderarzt auf.

Die Heilkraft des Fiebers

Statt Krankheiten zu verhindern, sollten wir fragen: Was braucht das Kind jetzt? Welches Ziel will es erreichen? Welche Hilfe braucht es dazu?

Fieber ist keine Krankheit, sondern eine vom Organismus gewollte Antwort auf einen Angriff durch Krankheitserreger. Es ist Teil eines gesunden Abwehrmechanismus und somit ein gutes Zeichen, denn es zeigt uns, dass der Körper die Kraft hat, sich zu wehren. Die Höhe des Fiebers ist beabsichtigt und genau geregelt, denn Bakterien und Viren sind wärmeempfindlich und werden bei bestimmten Temperaturen abgetötet. Auch die von ihnen abgegebenen Gifte werden bei erhöhter Körpertemperatur besser ausgeschieden und die Bildung eigener Abwehrstoffe stärker angeregt. Daher sollte Fieber nicht unterdrückt oder gesenkt, sondern respektiert werden. Es zeigt uns, dass der Körper zur Selbstregulation fähig und auf dem besten Wege ist, das Kind von einer bestehenden Erkrankung zu befreien.
Auch müssen wir uns bewusst machen, dass das Kind meist gar nicht am Fieber leidet, sondern nur die Eltern. Ein ständiges Auf und Ab der Fieberkurve, wie es Eingriffe erzeugen, belastet den kindlichen Körper. Das konstante Fieber ist Belastung genug. Daher ist ein adäquater Umgang mit dem Kind besonders wichtig. Das bedeutet: Bettruhe und reichliche Flüssigkeitszufuhr. Der gefürchtete Fieberkrampf tritt übrigens nur selten und bei dazu veranlagten Kindern auf.

Grenzen der Selbstbehandlung

Die Selbstbehandlung des Kindes hat natürlich Grenzen. Sie sollten Ihre Fähigkeiten nicht überschätzen. Da aber Ihr Blick für den Zustand Ihres Kindes als homöopathisch behandelnde Eltern mit der Zeit immer mehr geschärft wird, werden Sie diese Grenzen bald zuverlässig erkennen. Im Zweifel gilt jedoch immer: Lieber einmal zu oft den Kinderarzt anrufen oder aufsuchen als einmal zu wenig oder zu spät! Auch wenn trotz Ihrer Behandlung keine Besserung eintritt, wenn Ursachen und Verlauf der Erkrankung unklar sind, sich die Krankheit lange hinzieht oder die Beschwerden nach kurzer Zeit wieder auftreten, sollten Sie mit dem Arzt sprechen. In jedem Fall tun Sie das bitte, wenn Ihr Kind jünger als ein Jahr ist, denn hier können Krankheiten anders verlaufen und sind oft schwer zu beurteilen.

Bei häufig wiederkehrenden Beschwerden muss zudem eine organische Ursache ausgeschlossen werden. Dies spricht nicht gegen eine homöopathische Behandlung. Sie ist als Erstmaßnahme und begleitend fast immer sinnvoll. Die moderne Medizin besitzt viele wertvolle Diagnosemöglichkeiten, und eine exakte Diagnose sollte jeder homöopathischen Behandlung vorausgehen. Daher ist es am besten, wenn ein erfahrener, auch schulmedizinisch ausgebildeter Arzt die homöopathische Therapie durchführt, der die Grenzen beider Methoden kennt und sicher beurteilen kann.

Er kann Ihnen auch bei chronischen Erkrankungen helfen, bei denen es sehr schwierig ist, das passende Arzneimittel zu finden.

Was ist eine Konstitutionstherapie?

Bei chronischen Krankheiten ist – nach der Behandlung im Vordergrund stehender Beschwerden – eine Konstitutionstherapie angezeigt. Hierbei versucht der Homöopath den Menschen mit all seinen persönlichen Eigenheiten zu erfassen. Dem individuellen Gesundheitszustand und seiner persönlichen Reaktionsweise entsprechend versucht er ein speziell für diese Person passendes Arzneimittel zu finden. Hierbei spielen auch Charaktereigenschaften eine Rolle. Manchmal kann die Krankheit selbst schon Hinweise geben, denn Kinder mit einer bestimmten Konstitution neigen oft auch zu bestimmten Krankheiten oder Krankheitsverläufen.

Die Konstitutionstherapie ist eine sehr komplexe Angelegenheit und sollte nur von einem erfahrenen Homöopathen durchgeführt werden. Konstitutionsmittel werden in Hochpotenzen angewendet; hier kann es bei einem falsch gewählten Arzneimittel zu unerwünschten Reaktionen kommen!

Wann Sie unbedingt ärztliche Hilfe beanspruchen sollten

- Bei Krämpfen jeglicher Art, Atemnot und schweren Verletzungen den Notarzt alarmieren!
- Bei Verbrühungen und Vergiftungen umgehend ein Krankenhaus aufsuchen!
- Bei sehr hohem Fieber und starken Schmerzen den Kinderarzt benachrichtigen bzw. aufsuchen!

Das heißt allgemein: Jedes akut schwer kranke Kind gehört umgehend in ärztliche Behandlung.

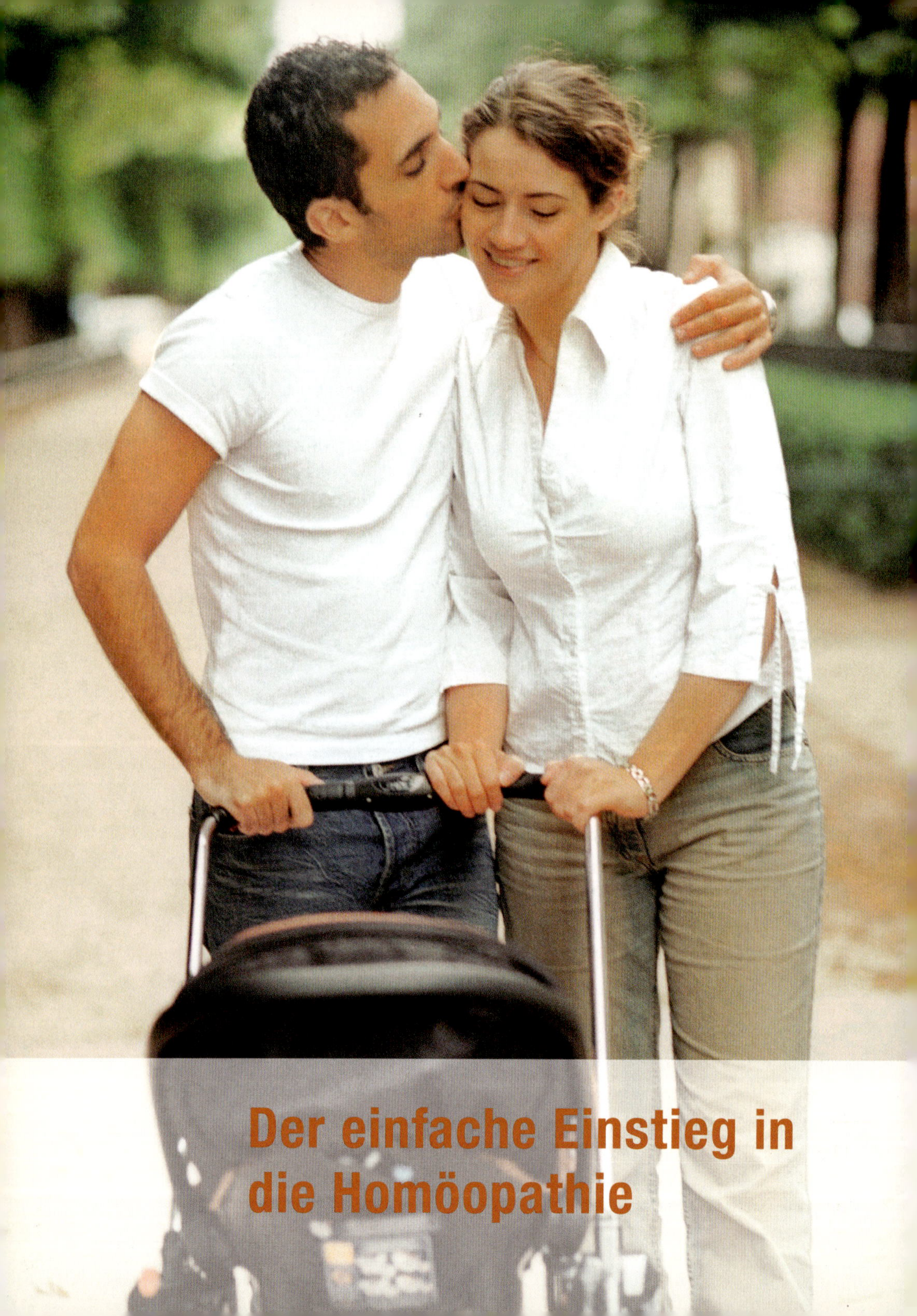

Der einfache Einstieg in die Homöopathie

Wie finde ich das passende Arzneimittel?

Bevor Sie die verschiedenen Krankheitsbeschreibungen in den folgenden Kapiteln lesen, sollten Sie die aktuelle Krankengeschichte (Anamnese) Ihres Kindes aufmerksam betrachten.

Schreiben Sie die Krankheitsgeschichte auf

Beobachten Sie den Patienten ganz genau. Machen Sie sich Notizen zu allem, was Ihnen auffällt und was vom normalen, gesunden Zustand abweicht. Überlegen Sie: Welche Faktoren könnten die Erkrankung ausgelöst haben (z.B. Sonne, Wind, Schreck)? Wie war das Wetter beim Auftreten der ersten Krankheitszeichen (z.B. Regenwetter oder ungewöhnlich warmer Wintertag)? In welcher Geschwindigkeit hat sich die Krankheit entwickelt?

Welche Beschwerden hat der Patient?

Nehmen Sie die Beschwerden bzw. Lokalsymptome Ihres kleinen Patienten unter die Lupe: Wie sieht das erkrankte Körperteil aus, wie fühlt es sich an und was empfindet der Patient in diesem Bereich? Wie sind die Schmerzen, wie könnte man sie genauer charakterisieren (z.B. brennend, pulsierend, stechend, dumpf, wandernd)? Wo treten sie auf? Wann treten sie auf (z.B. bei bestimmten Bewegungen, zu speziellen Tageszeiten etc.)? Gibt es Absonderungen und wenn ja, welche (z.B. Auswurf, Eiter, Sekret)? Wie sind diese beschaffen (Farbe, Geruch)?

Je genauer Sie die Symptome und Beschwerden Ihres Kindes kennen, desto einfacher lässt sich das geeignete Mittel bestimmen.

Betrachten Sie die allgemeinen Symptome

Als Nächstes betrachten Sie den ganzen Patienten, also die Allgemeinsymptome: Ist er heiß oder kalt, rot oder blass, trocken oder schwitzig? Welche Seite ist zuerst oder schlimmer befallen? Hat er Appetit, hat er Durst? Bevorzugt er warme oder kalte Getränke? Wie sind Stuhl, Harn und Schweiß beschaffen? Gibt es hier Auffälligkeiten? Und wie ist der Schlaf Ihres Kindes (z.B. unruhig, flach; hat es Albträume, oder schreckt es mitten in der Nacht hoch)?

Wie steht es um die Psyche Ihres Patienten?

Ein weiteres wichtiges Kriterium ist der psychische Zustand Ihres Kindes, die so genannten Gemüts- und Geistessymptome: Ist seine Stimmung, sein Verhalten oder seine Laune auffällig? Ist es besonders ängstlich, anhänglich, abweisend, aggressiv oder benommen?

Verändert sich sein Zustand?

Überlegen Sie abschließend, durch welche Faktoren der Zustand Ihres Kindes gebessert oder verschlechtert wird (Modalitäten). Haben Wärme und Kälte, frische Luft, Licht oder Ruhe Einfluss auf die einzelnen Beschwerden oder auf den Gesamtzustand?

Fügen Sie alle Symptome zusammen

Suchen Sie nun die wichtigsten Zeichen heraus. Was steht im Vordergrund? Gibt es Gemeinsamkeiten bei den Symptomen? Wenn Sie die Krankheitszeichen mit dem Arzneimittelbild vergleichen, werden Sie wahrscheinlich keine völlige Übereinstimmung finden. Wichtig ist, dass die charakteristischen Zeichen von Arzneimittel und Patient übereinstimmen. Ist die Entscheidung schwierig, können Sie ab Seite 112 das Arzneimittelbild nachlesen. Hier sind die gebräuchlichsten Arzneimittel ausführlicher beschrieben; aufgrund der Vielfalt der Symptome können sie bei verschiedenen Krankheiten helfen. Es kommt ja auf den zugrunde liegenden Krankheitsmechanismus (z.B. Entzündung) sowie auf die individuelle Reaktion des Patienten darauf an.

Wichtig für das richtige Arzneimittel: Achten Sie besonders auf die auffallenden Symptome: Was ist beim Patienten anders als sonst? Und ebenso auf die sonderlichen Symptome: Was ist an den Zeichen ungewöhnlich? Friert der Patient z.B., verlangt aber trotzdem nach frischer Luft? Hat er einen trockenen Mund, aber keinen Durst?

Wie behandle ich mit homöopathischen Mitteln?

In der Homöopathie wird eine Erkrankung mit einer kleinen Menge eines Stoffes behandelt, der am gesunden Menschen zu ähnlichen Symptomen führt. Um gezielt wirken zu können, sollte das Arzneimittel in Potenz und Anwendung genau auf die Krankheitszeichen und Persönlichkeitsmerkmale des Patienten abgestimmt sein.

Die richtige Dosis (Potenz)

Homöopathische Arzneien werden potenziert verwendet. Die Potenzstufe wird bei den Zehnerpotenzen mit »D« und einer Zahl angegeben. Allgemein gilt, dass akute Erkrankungen mit tiefen Potenzen, also niedriger Zahl behandelt werden und chronische mit hohen Potenzen. Darüber hinaus werden Krankheiten des Körpers und der Organe mit tiefen Potenzen behandelt, psychische mit höheren.
Tiefe Potenzen werden häufig wiederholt; je höher die Potenz, desto seltener erfolgt die Gabe. Dieser Ratgeber beschäftigt sich mit akuten Krankheiten. Deshalb werden fast nur die Potenzen D4, D6 und D12 angewendet. Die Potenz wird jeweils bei den Krankheitsbildern mit angegeben und ist unabhängig von der Verabreichungsform.

Homöopathische Arzneimittel sind in verschiedenen Darreichungsformen erhältlich. Am weitesten verbreitet und für alle Altersstufen geeignet sind die so genannten Globuli (Kügelchen).

Verabreichungsform und Einnahmemenge

Globuli werden von Kindern gern genommen. Für Säuglinge ist das Pulver (Verreibung = Trituratio) gut geeignet. Man kann damit den feuchten Schnuller oder Finger benetzen. Sie können es auch selbst aus Tabletten oder Globuli herstellen, indem Sie sie zerdrücken. Die alkoholische Lösung (Dilutio) vor dem dritten Lebensjahr bitte nur in verdünnter Form verwenden: Einen Tropfen Dilutio auf einen Esslöffel Wasser geben und das Ganze in einer Spritze aufziehen. Hiervon jeweils fünf Tropfen geben. Genauso können Sie auch Globuli auflösen. Flüssige Arzneimittel vor jeder Gabe kurz schütteln!

Einnahmemengen homöopathischer Mittel

Alter	Menge
0–3 Monate	2 Globuli oder 1 Msp (Messerspitze) Trituratio
4 Monate–2 Jahre	3 Globuli oder 1 Msp Trituratio oder 1/2 Tablette (zerdrückt) oder 5 Tropfen der oben angegebenen Verdünnung
ab 2 Jahren	5 Globuli oder 2 Msp Trituratio oder 1 Tablette oder 5 Tropfen (auf einem Plastiklöffel mit Wasser)

Schläft Ihr Kind, so machen Sie mit der Verabreichung des Arzneimittels (natürlich) eine Pause! Machen Sie danach mit selteneren Gaben weiter.

Dosierungsbeispiel bei hochakutem Krankheitsgeschehen

Potenz	1. Tag	2. Tag	3. Tag	4. Tag
D6	(max.) 3 Gaben im Abstand von je 1/2 Std.; nächste Gabe nach 1–2 Std.; dann alle 6 Std. 1 Gabe	3 Gaben	1 Gabe	bei Bedarf 1 Gabe
D12	2 Gaben im Abstand von je 1 Std.; dann alle 6 Std.	2 Gaben	1 Gabe	bei Bedarf 1 Gabe

Neben der homöopathischen kann gleichzeitig eine schulmedizinische Therapie durchgeführt werden. Davon sollten jedoch beide Therapeuten wissen. Setzen Sie niemals ein verordnetes Medikament ab, ohne vorher mit dem Arzt zu sprechen!

Wie häufig wird die Arznei eingenommen?

Wesentlich für die Wirkung der homöopathischen Arznei ist die Häufigkeit der Einnahme, da nicht Materie verabreicht wird, sondern Energie, welche die Energie des Patienten anstoßen soll. Zur Verdeutlichung: Wenn Sie Ihr Kind beim Schaukeln anschubsen, kommt es am besten in Schwung, wenn Sie es in gewissen Abständen immer wieder einmal anstoßen. Ist die Schaukel einmal in Schwung, so braucht sie nur noch seltene Impulse. Auch die Einnahmehäufigkeit der homöopathischen Arznei müssen Sie sofort reduzieren, sobald Sie eine Besserung bemerken. Ist die Selbstheilung ausreichend in Schwung gekommen, soll sie nicht mehr gestört werden. Krankheiten, die sich langsam entwickeln, bilden sich auch langsamer wieder zurück. Hier empfehlen sich für ein bis drei Tage jeweils drei Gaben und dann für maximal drei Tage je eine Gabe einer D6-Potenz; D12 geben Sie am ersten Tag zweimal, anschließend einmal täglich. Je akuter die Krankheit, desto öfter die Arznei, je ausgeprägter die Besserung, desto seltener.

Achten Sie auf die Reaktionen Ihres Kindes!

Tritt nach anfänglicher Besserung eine Verschlechterung mit gleicher Symptomatik ein, können Sie das Anfangsschema wiederholen. Überprüfen Sie die Symptome nochmals genau. Haben sie sich geändert, braucht Ihr Kind eventl. ein anderes Mittel. Ist nach drei bis vier Arz-

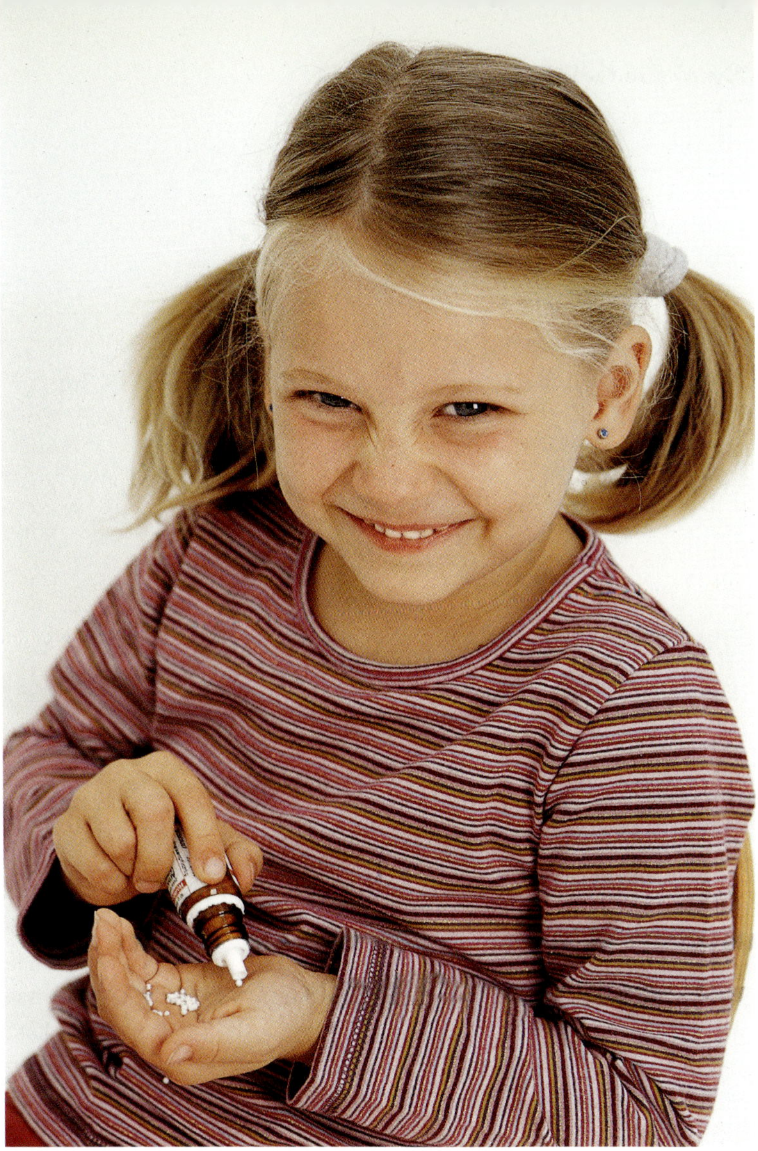

Kinder jeder Altersstufe nehmen die »Liebesperlen« – Globuli – gern.

neigaben keine Besserung eingetreten, sollten Sie die Symptome, die Sie notiert haben, ebenfalls überprüfen und mit den Arzneimittelbildern vergleichen. Nur wenn Sie sicher sind, fahren Sie mit dem Mittel fort. Manchmal kann es nach der ersten Gabe zur Erstreaktion kommen, also einer Verschlimmerung. Dies ist ein gutes Zeichen: Der Körper spricht auf das Arzneimittel an. Setzen Sie in diesem Fall die Arzneimittelgaben ab, und beobachten Sie Ihr Kind. Ist der Ausgangs- zustand wieder erreicht, fahren Sie mit seltenen Gaben fort (D6 dreimal, D12 einmal täglich). Es wird sich bald eine Besserung einstellen.

Führen Sie Buch! Schreiben Sie bei einer ernsten Erkrankung mit Datum und Uhrzeit auf, wie Fieber und auffällige Krankheitszeichen verlaufen. Das hilft Ihnen bei der Arzneimittelwahl und auch wenn Sie den Arzt hinzuziehen müssen. Heben Sie die Notizen auf. Dann wissen Sie immer, auf welches Arzneimittel Ihr Kind wie reagiert hat.

Keine Angst vor Überdosierung

Eine Überdosierung tritt nur auf, wenn Ihr Kind ein ganzes Fläschchen auf einmal einnimmt oder Sie den anfänglichen Einnahmerhythmus (mehr als fünf Dosen pro Tag) mehrere Tage beibehalten. Damit machen Sie eine »Arzneimittelprüfung«. Die Krankheitssymptome, die Sie behandeln wollten, treten wieder auf.

Dosierungsbeispiel bei langsamer Krankheitsentwicklung

Potenz	1. Tag	2. Tag	3. Tag	4. Tag	5. Tag
D6	3 Gaben	3 Gaben	2 Gaben	1 Gabe	(1 Gabe)
D12	2 Gaben	1 Gabe	1 Gabe	1 Gabe	(1 Gabe)

Eine Gabe entspricht:
bis drei Monate = 2 Globuli; vier Monate bis zwei Jahre = 3 Globuli; ab zwei Jahren = 5 Globuli

Wann soll Ihr Kind die Arznei einnehmen?

Die Aufnahme der Arznei erfolgt idealerweise über die Mundschleimhaut. Ist diese durch starke Reize beansprucht, kann sich die Wirkung nicht voll entfalten. Achten Sie daher darauf, dass das homöopathische Arzneimittel nicht unmittelbar vor oder nach dem Essen oder Zähneputzen eingenommen wird, sondern etwa zehn Minuten davor oder eine halbe Stunde danach. Tabletten und Globuli sollten, unter die Zunge gelegt, möglichst lang im Mund bleiben. Bei kleinen Kindern ist das jedoch erfahrungsgemäß von nicht so großer Bedeutung.

Wie betreue ich mein krankes Kind?

»Warum ausgerechnet jetzt?« Es passt selten gut, wenn ein Kind krank wird. Versuchen Sie trotzdem, sich jetzt besonders viel Zeit zu nehmen. Gehen Sie auf den Patienten ein, strahlen Sie Gelassenheit aus, gestalten Sie den Tag mit Vorlesen, Spielen und viel Schmusen. Ihr Kind braucht das jetzt. Vielleicht braucht es deswegen die Krankheit?

Gesund werden im Schlaf

Ihr krankes Kind sollte möglichst viel schlafen und auch sonst im Bett bleiben. Es braucht jetzt viel Ruhe – am besten ohne Fernsehen, Radio und CD-Player –, um sich ganz darauf zu konzentrieren, die Krankheit zu bewältigen. Bei Fieber muss Ihr Kind unbedingt im Haus bleiben. Erst nach mindestens einem fieberfreien Tag darf es wieder nach draußen. Konsequentes Verhalten in der Akutphase verkürzt den Krankheitsverlauf und reduziert das Risiko von Komplikationen. Lassen Sie in dieser Zeit Ihr Kind möglichst auch nachts nicht allein.

Sie brauchen keine Angst zu haben, Ihr Kind während der Krankheit zu sehr zu verwöhnen. Meistens ist diese intensive Zuwendung nur wenige Tage nötig. Damit eine Krankheit für Ihr Kind nicht erstrebenswert wird, nehmen Sie sich doch ab und zu an einem »ganz normalen« Tag genauso viel Zeit zum Schmusen und Spielen.

Rekonvaleszenz – Zeit zum Kräftesammeln

Die Zeit unmittelbar nach der Erkrankung ist für die Harmonisierung des gesamten Menschen von großer Bedeutung. Machen Sie also bitte nicht den Fehler, Ihr Kind gleich am ersten fieberfreien Tag wieder in den Kindergarten oder in die Schule zu schicken. Die Erholungsphase dauert je nach Schwere der Erkrankung ein bis sechs Wochen. Körper und Immunsystem müssen erst langsam wieder zu Kräften kommen. Schützen Sie also Ihr Kind noch einige Tage vor Kälte, Hitze, Sonne und Wind sowie vor großen körperlichen Anstrengungen.
Wenn Sie Ihr Kind genau beobachten, werden Sie feststellen, dass es jetzt einen großen Entwicklungsschritt macht. Defizite können aufgeholt werden, und oft bessern sich chronische Krankheiten.

Wenig essen, viel trinken – so wird Ihr Kind wieder fit

Ihr krankes Kind wird von sich aus nur selten und wenig Hunger haben. Dies ist ein gutes Zeichen der Selbstregulation. Geben Sie ihm nur auf Verlangen leichte Kost: Zwieback, Obst, gedünstetes Gemüse, Kartoffeln oder Reis. Alle eiweißreichen Nahrungsmittel wie Milch oder Käse sollten Sie meiden, denn der Körper des Patienten ist nun in einer Eiweiß abbauenden Phase und würde durch zu viel und zu eiweißreiche Nahrung nur unnötig belastet. Seine gesamte Kraft braucht er jetzt zur Krankheitsbekämpfung – und sollte sie nicht für die Verdauung »verschwenden«.

Eine gesunde Ernährung fängt bei der Qualität der Nahrungsmittel an. Mittlerweile werden auch in vielen Supermärkten schon biologische Erzeugnisse angeboten, die kaum teurer, dafür aber gehaltvoller sind – zum Beispiel Nudeln oder Müsli.

Eine Ausnahme bilden hierbei kleine Kinder bis fünfzehn Monate. Denn sie laufen Gefahr, ungenügend ernährt und damit noch zusätzlich geschwächt zu werden. Daher erhalten sie weiterhin Muttermilch oder (außer bei Durchfall) Halbmilch, also ihre gewohnte Milch mit der gleichen Menge Wasser verdünnt.

Trinken allerdings muss Ihr Kind viel, besonders wenn es Fieber hat: Durch die erhöhte Temperatur gibt der Körper mehr Feuchtigkeit ab und trocknet so leicht aus. Empfehlenswert sind in diesem Fall verdünnte Fruchtsäfte und Heilpflanzentees aus der Apotheke.

Teezubereitung – falls nicht anders angegeben

- 1 TL Tee mit 1/4 l siedenden Wasser überbrühen und 10 Minuten ziehen lassen, dann abgießen.
- Mit wenig Honig süßen und ein paar Tropfen Zitronensaft zugeben. Bitte bei Durchfall und Säuglingen unter 9 Monaten keinen Honig verwenden!
- Bei Krankheitsbeginn und im Fieberanstieg so warm wie möglich trinken lassen, ansonsten mäßig warm.

Suppe hilft schnell wieder auf die Beine

Kranke Kinder mögen gern Suppe, beispielsweise eine kräftige Gemüsebrühe oder eine frisch gekochte Hühnersuppe. Die Zutaten können Sie als Tiefkühlvorrat anlegen. Wenn der kleine Patient noch sehr schlapp ist, kann er die Brühe trinken, ist er auf dem Weg der Besserung, kann man die geliebten Nudeln, klein geschnittenes Gemüse und Hühnerfleisch hineingeben.

Mag Ihr Kind lieber etwas Süßes, so probieren Sie doch einmal die Apfelsuppe aus. Ein geschälter, klein geschnittener Apfel wird in einem Viertelliter Wasser weich gedünstet. Dann geben Sie einen gestrichenen Esslöffel feinen Vollkornreisschrot dazu, lassen das Ganze aufkochen und 5 Minuten quellen. Nach Belieben mit Honig, Vanille oder Zimt abschmecken (aus: »Vollwertkost für Kinder«, siehe Literaturverzeichnis im Anhang).

Gesunde Ernährung ist immer wichtig

Die richtige Ernährung ist einer der wichtigsten Pfeiler zur Gesunderhaltung. Nur wenn der Körper die Stoffe, die er braucht, in der richtigen Qualität und Menge erhält, kann er im Gleichgewicht bleiben. Stillen Sie Ihr Baby nach Möglichkeit sechs Monate, und ernähren Sie es danach ausgewogen und altersgerecht. Besonders wertvoll sind frisches Obst und Gemüse (möglichst aus der Region), sowie Vollkornprodukte. Verwenden Sie wenig, dafür hochwertige Fette, und seien Sie geizig mit Zucker und Salz.

Die drei »W«: Wärme, Wickel, Wasser

Diese drei »Wundermittel«, die gleichzeitig sehr einfach sind, wendeten schon unsere Urgroßmütter an. Neben Ruhe ist das zum einen Wärme: eine zusätzliche Decke, eine Wärmflasche. Zum Zweiten ist es der Wickel – warm oder heiß, trocken oder feucht. Und drittens hat ein Voll- oder Fußbad oft durchschlagende Wirkungen.

Sind nur einzelne Körperteile oder -regionen betroffen, ist auch hier Wärme wohltuend, beispielsweise in Form von warmen Halswickeln oder Rotlicht bei einer Nebenhöhlenentzündung.

Heilsame Bettwärme

Wärme ist ein wesentlicher Faktor für das komplikationslose Ausheilen von Krankheiten. Damit ist kein überhitztes Zimmer gemeint: Hier sollte es eher kühl sein und stündlich kurz gelüftet werden. Gemeint ist die Bettwärme mit so vielen Decken, wie sie das Kind verlangt, und eventuell auch einer Wärmflasche. Erst wenn das Fieber nicht mehr steigt und der Patient am ganzen Körper »glüht«, darf er die Beine aus dem Bett strecken und wird nur noch leicht zugedeckt.

Wickel zeigen schnell Wirkung

Wer es erst einmal gelernt hat, Wickel richtig anzuwenden, und ihre durchschlagende Wirkung erlebt hat, der wird schnell zum »Wickelfan« werden. Wickel kann man fast überall machen: auf dem Ohr, um den Hals, um Brust, Bauch und Beine. Sie kommen warm und kalt, trocken und feucht, mit und ohne Zusätze zum Einsatz.

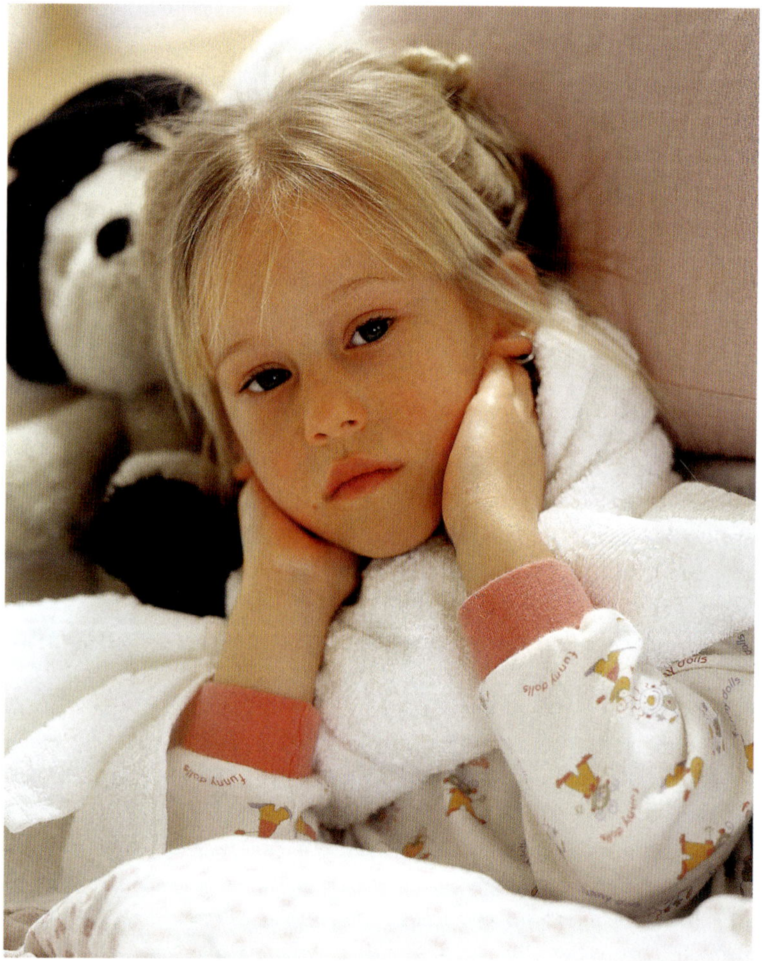

Warme Halswickel sind eine wahre Wohltat bei Halsentzündungen und Schluckbeschwerden.

Warme und kalte Halswickel

Warme Halswickel wendet man im Anfangsstadium einer Entzündung an: bei Schluckbeschwerden, zur Schleimlösung und beim Ausheilen der Entzündung. Sie beschleunigen und intensivieren diese Prozesse. Tränken Sie ein Baumwolltuch mit heißem Zitronensaft, das Sie ca.

Wickel: So funktioniert's

- Für einen Wickel brauchen Sie zwei dünne Baumwolltücher und ein Wolltuch.
- Das zweite Baumwolltuch ist das breiteste und überdeckt das innere.
- Das Wolltuch ist etwas schmaler, damit es nicht auf der Haut kratzt.
- Die Tücher werden möglichst straff und faltenfrei angelegt. Heiße Wickel prüfen Sie erst an Ihrer Unterarminnenseite oder Wange auf die richtige Temperatur.

Es gibt übrigens auch fertige Wickelsets, die Sie in der Apotheke oder über Versandhäuser beziehen können.

sechs Zentimeter breit gefaltet haben, wringen es aus und legen es möglichst warm um den Hals, darüber je ein trockenes Baumwoll- und Wolltuch. Der Wickel sollte mindestens zehn Minuten am Hals bleiben – wenn ihn das Kind als angenehm empfindet oder einschläft, länger. Nach dem Abnehmen den Hals mit einem Seidentuch bedecken.
Kalte Wickel helfen, wenn die Entzündung ein Maximum erreicht hat und gedämpft werden soll. Gehen Sie vor wie beim warmen Wickel. Tauchen Sie jedoch das innere Tuch in kühles Wasser, dem Sie etwas Salz zufügen können. Der Wickel bleibt mindestens eine halbe Stunde liegen. Den Hals dann wieder mit einem Seidentuch schützen.

Zitronensaft für den Halswickel: Übergießen Sie eine halbe unbehandelte Zitrone in einem kleinen Gefäß mit sehr heißem Wasser. Halten Sie sie mit einer Gabel fest und schneiden Sie die Schale mehrmals zur Mitte hin ein. Dann pressen Sie den Saft aus, indem Sie mit einem Glas auf die Zitrone drücken.

Brustwickel lockern den Husten

Der Brustwickel mit Magerquark kommt bei hartnäckigem Husten, Bronchitis und bei einer Lungenentzündung zur Anwendung. Das innere Baumwolltuch wird auf etwa zwölf Zentimeter Breite gefaltet, aufgeklappt und der Quark drei bis vier Millimeter dick aufgetragen. (Hierauf evtl. einige Tropfen Zitronensaft geben.) Dann wieder zuklappen. Der Quark sollte warm, nicht heiß sein. Sie erwärmen den fertigen Wickel am besten für drei bis vier Minuten im ausgeschalteten, zuvor kurz geheizten Backofen. Prüfen Sie die Temperatur, und legen Sie den Wickel schnell an. Statt eines zweiten Baumwolltuches hat sich bei kleinen Kindern ein Stück breite elastische Binde bewährt, die Sie mit Pflasterstreifen befestigen. Darüber einen Wollschal wickeln – Achung: Er filzt durch den Quark! Bei größeren Kindern legen Sie die Schichten in umgekehrter Reihenfolge aufs Bett, das Kind legt sich mit der Brust darauf, und Sie schließen den Wickel am Rücken. Das Kind wird ins Bett eingepackt und schläft vermutlich bald ein. Deshalb ist der Brustwickel gut für den Abend geeignet. Er kann bis zum Aufwachen liegen bleiben, ansonsten etwa eine Stunde.

Bauchwickel helfen nicht nur bei Bauchweh

Bei leichteren Bauchschmerzen hilft es auch, etwas Lavendelöl (10 Prozent, Wala) auf dem Bauch einzumassieren und den Patienten mit einer Wärmflasche und einer schönen Geschichte ins warme Bett zu packen.

Kinder haben häufig Bauchweh, sei es aus Kummer, im Rahmen eines allgemeinen Infektes, bei Blähungen oder Durchfall. In allen Fällen ist ein Bauchwickel hilfreich. Bereiten Sie hierzu heißen Kamillentee – einen Esslöffel Blüten auf einen halben Liter Wasser zehn Minuten ziehen lassen –, gießen ihn auf ein Tuch, wringen es aus und legen es auf den Bauch. Darüber kommen ein Baumwoll- und ein Wolltuch. Eine Wärmflasche wirkt unterstützend. Eine Sonderstellung haben die Abdominalkoliken besonders sensibler Drei- bis Fünfjähriger, die nicht zu wichtig genommen werden dürfen, um sie nicht zu fixieren. Wenn Ihr Kind also Bauchweh angibt, jedoch weiterspielt und sich unauffällig verhält, nehmen Sie das lediglich zur Kenntnis. Kommt es aber häufiger vor, machen Sie für mehrere Wochen, jeden Tag zur gleichen Zeit, am besten nach dem Mittagessen, warme Bauchwickel mit Schafgarbentee (Zubereitung wie mit Kamille, siehe oben) – oder Oxalis-Essenz: einen Esslöffel Essenz auf einen Viertelliter heißes Wasser. Der Wickel bleibt 20 Minuten liegen, dann 20 Minuten ruhen.

Die Heilkraft des Wassers

Mit Wasseranwendungen können Sie viele Krankheiten günstig beeinflussen oder sogar verhindern. Ist das Wasser heiß, öffnen sich die Blutgefäße, ist es kalt, ziehen sie sich zusammen. Der Wechsel zwischen warm und kalt ist uns von der Sauna bekannt. Er regt nicht nur den Kreislauf, sondern auch das Immunsystem an.

Fußbäder beugen Erkältungen vor

Ein ansteigendes Fußbad ist angezeigt, wenn Ihr Kind durchnässt oder unterkühlt nach Hause kommt, ebenso bei Nebenhöhlenentzündung, Bronchitis und Blasenentzündung. Füllen Sie einen Eimer halb mit Wasser (ca. 37 °C). Schütten Sie nach und nach vorsichtig heißes Wasser hinzu, etwa eine halbe Stunde lang. Es soll immer erträglich sein. Anschließend geht's mit Wollsocken mindestens eine halbe Stunde ins Bett.

Überwärmungsbad – wenn nichts mehr vorwärts geht

Ist der Krankheitsverlauf schleppend, so empfehle ich für herzgesunde Kinder ein Überwärmungsbad. Es hilft nur mäßig fiebernden Kindern mit dadurch verzögertem Krankheitsverlauf. Es aktiviert den Stoffwechsel, fördert die Durchblutung und beschleunigt den Krankheits- und Heilungsprozess.
Für dieses abgewandelte so genannte »Schlenz-Bad« richtet man eine Badewanne mit genau der Temperatur des Kindes. Es legt sich so hinein, dass nur das Gesicht herausschaut. Nun wird innerhalb von 20 bis 30 Minuten die Temperatur durch vorsichtiges Zugeben von heißem Wasser um ein bis anderthalb Grad - bei großen Kindern zwei Grad - erhöht. Dazwischen reiben Sie das Kind einige Male mit einem rauen Waschlappen ab, lassen es kurz aufsitzen und etwas trinken. Anschließend muss es rasch zum »Nachschwitzen« für eine Stunde in ein vorgewärmtes Bett. Dabei soll es viel warmen Tee trinken.

Kaltwasserabreibung bei hohem Fieber

Eine Abreibung mit kaltem Wasser hat sich bei einem stabilen hochfieberhaften Zustand bewährt. Tauchen Sie ein Frotteehandtuch in kaltes Wasser, und wringen Sie es kräftig aus. Damit wird das Kind am ganzen Körper von außen zur Körpermitte hin kräftig und schnell abgerieben. Dabei darf das Kind nicht frieren. Sofort nach dem Abreiben und ohne Abtrocknen zieht es einen Schlafanzug an und geht ins Bett. Dort entsteht eine angenehm prickelnde Wärme, in der sich das Kind entspannt und bald einschläft.

Beachten Sie bitte, dass Ihr Kind nach einer Abreibung mit kaltem Wasser stark schwitzt. Ziehen Sie ihm deshalb am besten einen Schlafanzug aus Baumwolle an und wechseln sie ihn, wenn er durchgeschwitzt ist.

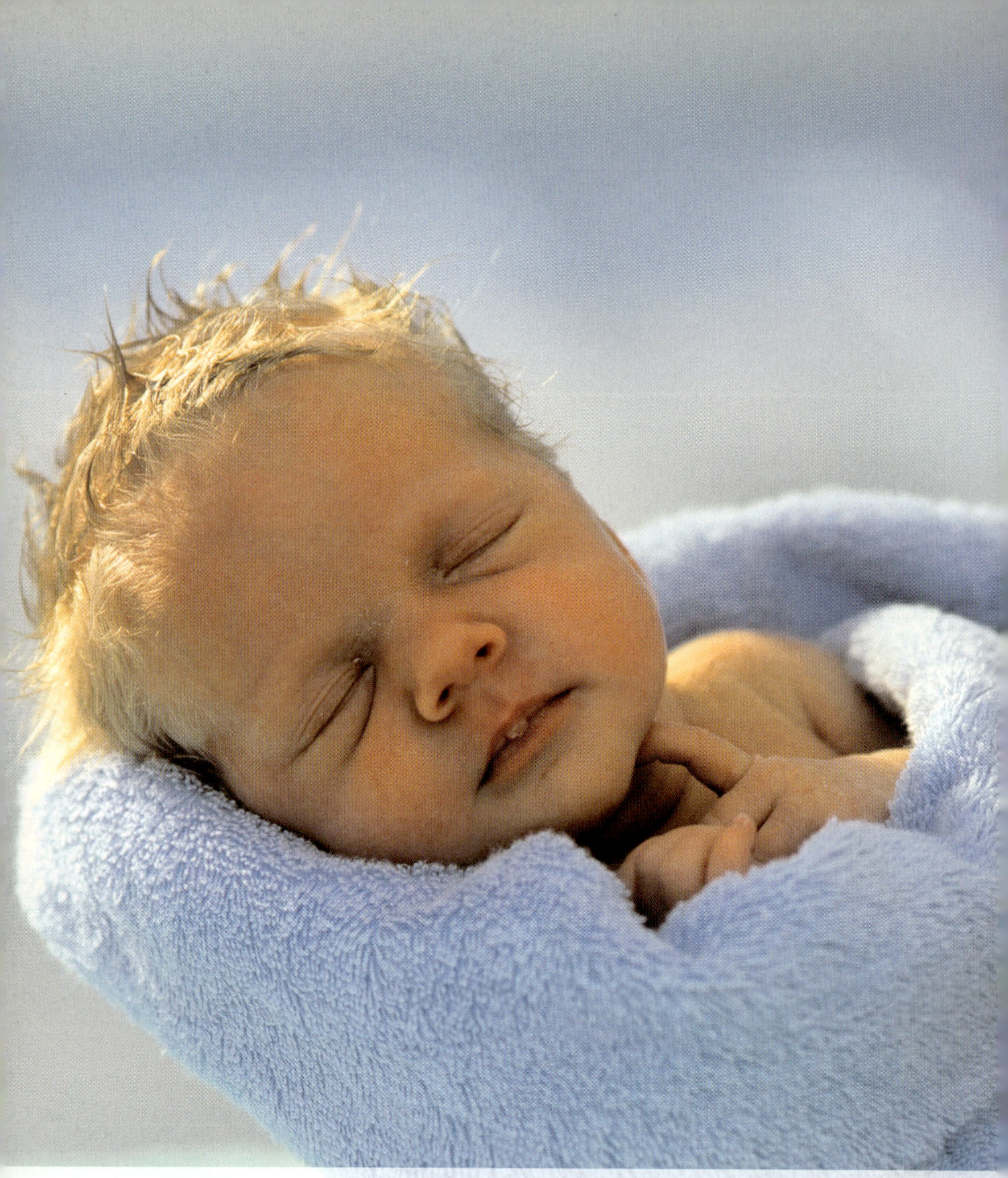

Erkrankungen bei Neugeborenen und Säuglingen

Das Neugeborene

Das Neugeborene muss sich – wie die Mutter – erst einmal von der Geburt erholen und sich an das Leben »hier draußen« anpassen. Verbringen Sie daher die ersten beiden Lebenswochen mit Ihrem Kind in der Geborgenheit zu Hause. Stillen Sie es möglichst voll. Achten Sie besonders auf den Wärmehaushalt Ihres Babys. Ein dünnes Mützchen schützt vor Wärmeverlust. Und besonders zarten Kindern gibt eine Ganzkörper-Einreibung mit Malvenöl (Wala) eine schützende Wärmehülle.
Im Folgenden finden Sie – alphabetisch geordnet – die häufigsten Probleme und Erkrankungen, die direkt nach der Geburt und in den ersten Lebenswochen auftauchen können, dazu natürlich jeweils Empfehlungen für die homöopathische Behandlung.

Der kleine Körper des Neugeborenen kann schnell in Gefahr kommen. Deshalb ist es wichtig, sich bei Problemen immer gleich mit dem Kinderarzt in Verbindung zu setzen. Die hier aufgeführten Maßnahmen sind nur unterstützend und nicht als alleinige Therapie zu verstehen!

Brustdrüsenschwellung

Mitunter schwellen die Brustdrüsen des ein bis zwei Wochen alten Babys an, da der Hormonhaushalt erst ein Gleichgewicht finden muss. Lassen Sie jetzt die Brust ganz in Ruhe, und achten Sie auf besonders weiche Kleidung! Sie können auch mit etwas Watte abpolstern. Bei einer Entzündung (Rötung) machen Sie feuchte Umschläge mit verdünnter Brandessenz (WALA, siehe auch unter »Verbrühung«, Seite 106) und verabreichen eine zerdrückte Tablette **Phytolacca D2** über den Tag verteilt. Zeigen Sie es dem Arzt, falls die Rötung nicht innerhalb eines Tages verschwindet.

Geburtsfolgen

Nach einer Geburt am häufigsten angezeigt ist Arnica. Es kommt für Mutter und Kind gleichermaßen infrage. Das Neugeborene braucht diese Arznei, wenn die Geburt mit irgendeiner Form von Trauma (Schock, Stress, Verletzung) einherging. Jedes Arzneimittel, das die Mutter einnimmt, wirkt über die Muttermilch auch auf das Neugeborene! Wenn Sie sich also durch die Geburt stark mitgenommen fühlen und an Verletzungen leiden, nehmen Sie **Arnica D6** dreimal täglich. Stress für Sie war in diesem Fall wohl gleichbedeutend mit Stress für das Baby.

Gelbsucht

Es gibt auch ein ganz natürliches Mittel gegen die Gelbsucht bei Neugeborenen: die Sonne! Stellen Sie Ihr Kind so oft Sie können im Zimmer ins Sonnenlicht. Achten Sie jedoch darauf, dass es nicht geblendet wird.

Bei vielen Neugeborenen tritt um den dritten Lebenstag eine Gelbfärbung von Haut und Augen auf. Diese wird durch das Bilirubin, ein Abbauprodukt des roten Blutfarbstoffes, verursacht, dessen Wert dann regelmäßig kontrolliert werden muss. Zu dieser Zeit kommen ein vermehrter Blutabbau und ein noch unreifes Ausscheidungssystem zusammen. Jedoch erst wenn ein bestimmter Wert erreicht wird, besteht die Gefahr, dass das Bilirubin ins Gehirn übertritt und hier Schäden verursachen kann.

Bei einer Gelbfärbung achten Sie bitte ganz besonders darauf, Ihr Kleines warm zu halten und es regelmäßig zu stillen. Hierzu sollten Sie es ausnahmsweise auch spätestens nach vier Stunden aufwecken. Solange Sie noch nicht viel Muttermilch haben, geben Sie Ihrem Kind danach noch etwas Tee mit Milchzucker.

Nähert sich der Bilirubinwert einem unteren Grenzwert, bei dem eine Fototherapie, eine Bestrahlung mit Blaulicht zur Förderung des Bilirubinumbaus in der Haut, notwendig wird, so verabreichen Sie **Chelidonium D3** oder die rein wässrige Lösung **Chelidonium Ferro cultum Rh D3 Dil.** (Weleda) – jeweils fünfmal fünf Tropfen täglich.

Auch während einer Fototherapie können und sollen Sie weiter stillen.

Gesichtsödeme

Durch die Enge im Geburtskanal kommt es mitunter zu Flüssigkeitsaustritten ins Gewebe des vorangehenden Teiles, also meist dem Kopf. Das Gesicht Ihres Babys sieht dann verquollen und aufgedunsen aus. Hier hilft **Ledum D6** zweimal täglich zwei Globuli eine Woche lang.

Kopfgeschwulst

Entweder durch den Geburtsvorgang selbst oder den Einsatz einer Saugglocke kann es beim Säugling zu einer Flüssigkeitsansammlung unter der Haut kommen. Hier ist die Gabe von **Arnica D6** hilfreich: drei und zwei Gaben für je eine Woche lang, dann einmal etwa zwei Globuli täglich für zwei bis drei Wochen.

Falls sich die Kopfgeschwulst nicht innerhalb von sechs Wochen deutlich zurückbildet, zögern Sie bitte nicht länger, und stellen Sie Ihr Kind einem Kinderchirurgen vor.

Muttermilch-Unverträglichkeit

Erbricht das Neugeborene regelmäßig die geronnene Muttermilch, ist danach erschöpft und hat gelb-grünliche schleimige Stühle, geben Sie ihm **Aethusa D3**, zweimal zwei Globuli pro Tag, bis eine Besserung eintritt. Sie können es zusätzlich selbst einnehmen.
Vermeiden Sie selbst Milch und Milchprodukte. Nach eingetretener Besserung können Sie zunächst versuchsweise Sauermilchprodukte, beispielsweise Jogurt, zu sich nehmen.

Nabelheilungsstörungen

Wickeln Sie Ihr Neugeborenes so, dass sich der Nabel außerhalb der Windel befindet und gut abtrocknen kann. Sollte er dennoch vor oder nach dem Abfallen nässen oder schmieren, tupfen Sie ihn mit 1:10 verdünnter Calendula-Essenz ab. Wenn die Essenz an der Luft oder mithilfe des Föns eingetrocknet ist, geben Sie etwas Wecesin-Puder (Weleda) darauf.
Calcium carbonicum D12 können Sie unterstützend zweimal täglich geben, wenn der Nabel immer wieder etwas feucht ist. Es ist am besten für wohl genährte, zufriedene Säuglinge geeignet.
Calcium phosphoricum D12 geben Sie, wenn das Sekret immer oder oft blutig ist. Besonders gut passt es für unruhige, eher schlanke Babys. Tritt innerhalb einiger Tage keine Besserung ein oder wird das Sekret übel riechend oder eitrig, dann zeigen Sie Ihr Kleines dem Kinderarzt.

Narkosefolgen

Wurde ein Kaiserschnitt in Narkose durchgeführt, so nehmen Sie **Opium D12**, je eine Gabe für drei Tage. Auch hierbei ist die Arzneiwirkung auf das Neugeborene über die Muttermilch erwünscht.

Opium zeigt hier die typische Wirkungsweise der Homöopathie: Es hebt die Symptome auf, die es normalerweise erzeugen würde.

Nervenverletzungen

Kann Ihr Neugeborenes einen Arm nicht richtig bewegen, was die Folge einer Verletzung von Nervensträngen sein kann, dann verabreichen Sie **Arnica D6** für eine Woche und im Anschluss daran **Hypericum D12**, eine Gabe täglich, bis eine Besserung eintritt. Das kann oft Wochen dauern. Zusätzlich müssen Sie unbedingt regelmäßig nach Anleitung krankengymnastische Übungen durchführen.

Tränengangstenose

Bei ausbleibender Besserung oder eitrigem Sekret im Auge halten Sie bitte Rücksprache mit Ihrem Kinderarzt.

Ist bei Ihrem Neugeborenen der Tränenabflusskanal im inneren Augenwinkel noch verklebt, so können die Tränen nicht abfließen. Das Auge kann sich deshalb nicht reinigen, und es kann immer wieder zu Entzündungen kommen. In diesem Fall geben Sie **Silicea D6** zweimal täglich bis zur Besserung, die unter Umständen jedoch mehrere Wochen auf sich warten lassen kann.

Wasserbruch (Hydrozele)

Die angeborene Hydrozele tritt bei ein bis zwei Prozent der männlichen Neugeborenen auf. Ein so genannter Wasserbruch ist eine Flüssigkeitsansammlung im Skrotum, dem Hodensack, die dadurch entsteht, dass sich eine embryonale Verbindung nicht vollständig geschlossen hat. Geben Sie Ihrem Sohn in diesem Fall
Apis D6, eine Gabe täglich, so lange, bis die Flüssigkeit verschwunden ist. Ist nach achtwöchiger Einnahme noch keine Besserung zu verzeichnen, so geben Sie **Pulsatilla D4**.

Meist verschwindet der Wasserbruch in den ersten drei bis vier Lebensmonaten. Sollte er über das erste Lebenshalbjahr hinaus fortbestehen, kann eine Operation nötig sein.

Achten Sie darauf ob der Hodensack manchmal – insbesondere beim Schreien und Pressen – auch dick und fest (und nicht mehr durchscheinend) ist. In diesem Fall handelt es sich um einen Leistenbruch, der unverzüglich chirurgisch behandelt werden sollte.

Der Säugling

Natürlich ist der Übergang zwischen Neugeborenen- und Säuglingserkrankungen fließend. Doch war bis hierher von Problemen die Rede, die zumeist durch den Geburtsvorgang selbst verursacht werden oder direkt danach auftauchen, kommen nun die ersten Anpassungsschwierigkeiten an das neue Leben zum Tragen.

Maßnahmen bei anhaltendem Schreien

- Nach Möglichkeit ausschließlich stillen, das entlastet den Stoffwechsel.
- Der Abstand zwischen dem Beginn der vorhergehenden und der nächsten Mahlzeit sollte mindestens 3–4 Stunden betragen.
- Achten Sie auf den Wärmehaushalt Ihres Kindes, wenn nötig mit Wollsöckchen, Wollkleidung und Mützchen, denn Kälte macht bzw. hält wach. Es soll jedoch nicht schwitzen!
- Überprüfen Sie vor dem Schlafenlegen, ob alle Bedürfnisse erfüllt sind.
- Geben Sie Ihrem Kind Sicherheit durch Rhythmus. Legen Sie es bei den ersten Anzeichen von Müdigkeit, spätestens jedoch nach eineinhalb Stunden mit einem konstanten Ritual ins Bett.
- Sehr beruhigend wirkt das Schaukeln in der Wiege oder einer Hängematte.

Drei-Monats-Koliken

Viele Babys weinen respektive schreien im Alter bis zu drei Monaten relativ viel. Blähungsbedingte Bauchschmerzen dürften in vielen Fällen die Folge des Schreiens sein – und weniger die Ursache. Zuerst weint das Baby meist, um auf ein Bedürfnis aufmerksam zu machen. Und bedenken Sie, dass Ihr Baby nur eine einzige Möglichkeit hat, sich auszudrücken: (indem) es schreit.

Meist schreien Babys, weil sie übermüdet sind. Bieten Sie Ihrem Kind einen möglichst gleich bleibenden Tagesrhythmus. Das gibt ihm Sicherheit. Nach eineinhalb wachen, aktiven Stunden bereiten Sie Ihr Kind mit einem gleich bleibenden Ritual mit definiertem Ende auf den Schlaf vor und legen es ins Bett. Ist Ihr Baby besonders in den frühen

Schreien kann eine Fülle von Gründen haben: volle Windeln oder Stuhldrang, Hunger oder Aufstoßen, Frieren oder Schwitzen, eine unbequeme Lage, das Bedürfnis nach Körperkontakt oder Übermüdung.

Abendstunden bis Mitternacht sehr unruhig, wacht es immer wieder auf, schreit und überstreckt sich, hilft in der Regel **Belladonna Rh D4** (Weleda), vor jeder Mahlzeit drei Tropfen.
Bei übermäßigen, schmerzhaften Blähungen kann **Nicotiana comp.** (Wala), dreimal täglich drei Globuli, helfen.
Schreit Ihr Baby die ganze Nacht, schläft aber am Tag, und leidet es an Verdauungsstörungen und Appetitmangel, geben Sie ihm **Jalapa D6**.
Cuprum D12, eine Gabe täglich für drei bis fünf Tage, hilft bei Bauchkrämpfen, bei denen sich das ganze Kind krümmt oder steif macht und dabei eventuell eine bläuliche Gesichtsfarbe annimmt. Geben Sie Cuprum auch, wenn Ihr Baby auffallend nur im Liegen schreit und evtl. im Liegen häufig etwas spuckt. In diesem Fall ziehen Sie bitte auch Ihren Kinderarzt zurate.
Für tatsächliche Blähungen oder Bauchkrämpfe kann auch die Ernährung - wenn Sie stillen, bei Ihnen - verantwortlich sein, z. B. eine Milchunverträglichkeit. Ist dies der Fall, so ist neben Ihrer Diät zwei- bis dreimal täglich die Gabe von **Magnesium muriaticum D6** angezeigt.
Manche Babys schreien auch, wenn scheinbar alle Bedürfnisse befriedigt sind. Das mag daran liegen, dass es sich erst an diese »neue Welt« gewöhnen muss. Falls Sie dennoch meinen, dass Ihr Kleines ungewöhnlich viel weint, dann sprechen Sie bitte mit dem Arzt darüber.

Säuglingsschnupfen

Den Kinderarzt sollten Sie konsultieren, wenn sich der Säuglingsschnupfen innerhalb von drei Tagen nicht bessert, das Sekret rahmig gelb wird, Ihr Baby Husten oder Fieber bekommt oder sehr unruhig wird.

Besonders in den Winter- und Übergangsmonaten mit ihren Temperaturschwankungen kann sich der Säugling leicht erkälten. Dies äußert sich als Erstes im Säuglingsschnupfen, der deshalb so lästig ist, weil die verstopfte Nase das Baby beim Trinken behindert. Achten Sie darauf, dass die Kleidung nicht zu warm und nicht zu kalt ist, sorgen Sie für warme Füße, und setzen Sie dem Säugling auch im Haus eine dünne Mütze auf. Homöopathische Unterstützung erhalten Sie beim Säuglingsschnupfen mit ständig verlegter Nasenatmung durch **Sambucus nigra D6**, dreimal zwei Globuli, so lange wie notwendig. Ist die Nase überwiegend nachts verstopft und tagsüber dünnflüssig glasig laufend, geben Sie **Nux vomica D6**, dreimal zwei Globuli, bis zur Besserung.

Das hilft der Nase bei Säuglingsschnupfen

- Die besten Nasentropfen sind Muttermilch, die Sie auf einen Plastiklöffel drücken, in eine Spritze oder Pipette aufziehen und verabreichen.
- Oder verwenden Sie physiologische Kochsalzlösung (0,9 Prozent) und eine Nasenpipette.
- Streichen Sie die Nase vorsichtig von oben nach unten aus.
- Geben Sie die Nasentropfen vor jeder Mahlzeit und vor dem Schlafen.

Soor

Im Unterschied zu der großflächigen Rötung und Hautabschilferung bei der Windeldermatitis, bilden sich beim Soor unzählige winzige Bläschen auf der geröteten Haut, zuerst und am stärksten am Rand der Po- (und Leisten-)falte, die sich im ganzen Windelbereich ausbreiten können.
Der Übeltäter ist ein Pilz, der den gesamten Magen-Darm-Trakt befallen kann, auch die Mundhöhle. Kontrollieren Sie den Mund daher auf weiße Beläge, die sich nicht wegwischen lassen. In diesem Fall geben Sie Ihrem Baby dann die **Nosode Monilia albicans D6** (Staufen) dreimal drei Globuli pro Tag und zusätzlich **Borax D4** Dilutio(!). Hiervon nehmen Sie fünf Tropfen auf einen Esslöffel Wasser, ziehen es in einer Spritze auf und geben es über den Tag verteilt. In gleicher Weise können Sie eine Ampulle **Borax D4** verabreichen.
Mundhöhle und Po betupfen Sie mit einem Wattestäbchen, das mit verdünntem Melaleukaöl getränkt ist (einen Tropfen Öl auf zehn Tropfen Wasser plus einen Tropfen Calendula-Essenz). Bei Mundsoor gestillter Kinder bitte die Mutterbrust mitbehandeln. Wichtig ist, dass Sie häufig die Windeln wechseln, da sich der Pilz im feuchtwarmen Milieu besonders wohl fühlt. Lassen Sie Ihr Baby daher öfter »unten ohne«! Ist nur der Windelbereich betroffen, so betupfen Sie diesen mit verdünntem Melaleukaöl oder mit frischer Molke. Das hierdurch entstehende saure Milieu mag der Pilz gar nicht. Sollte dies nicht helfen, so tupfen Sie drei Tage lang je zweimal mit 0,3-prozentiger Pyoktaninlösung. Ist der Soor sehr hartnäckig, so muss man davon ausgehen, dass der gesamte Verdauungstrakt befallen ist. Hier muss der Kinder-

Achtung: Pyoktaninlösung färbt stark lila. Aber sie öffnet die Bläschen und trocknet sie gut aus. Die Nachbehandlung erfolgt wiederum mit Molke.

arzt ein Behandlungskonzept erarbeiten, denn außer den Beschwerden im Windelbereich kommt es durch Stoffwechselprodukte der Pilze zu einer Vergiftung des kindlichen Stoffwechsels und zu einer Störung des Immunsystems. Dies kann Allergien begünstigen.
Die Behandlung umfasst die Ernährung bzw. Diät, sollte die Verdauungstätigkeit anregen – beispielsweise durch **Gentiana Magen Globuli** (Wala): dreimal täglich drei Globuli vor dem Essen. Außerdem können eine Förderung der gesunden Darmflora (Symbioselenkung) und eine konstitutionelle Therapie erforderlich sein.

»Speikinder«

Das Kinderbett erhöhen Sie auf der Kopfseite durch einen Keil unter der Babymatratze oder durch Bücher unter den Bettfüßen. Um das Abrutschen zu verhindern, ziehen Sie eine zusammengerollte Decke unterhalb des Babypopos quer durchs Bettchen und fixieren sie seitlich.

Viele Babys erbrechen regelmäßig nach der Milchmahlzeit einen Teil der Nahrung. Solange es ihnen dabei gut geht und sie an Gewicht zunehmen, liegt das Problem, häufiges Wischen und Waschen, eher auf Ihrer Seite. Oftmals war die getrunkene Milchmenge zu groß, und der letzte Schluck kommt beim Aufstoßen wieder heraus. Aufpassen müssen Sie, wenn es Ihrem Kind schlecht geht – dann sofort zum Kinderarzt! – oder es nicht ausreichend zunimmt. Hierfür gibt es verschiedene mögliche Ursachen. Schwappt die Milch einfach wieder heraus oder spuckt das Baby im Liegen große Mengen, dann ist hierfür wahrscheinlich ein (noch) ungenügender Verschluss des Mageneinganges verantwortlich. Erhöhen Sie das Kopfende des Babybettes. Füttern Sie öfter und kleine Portionen, dicken Sie die Nahrung evtl. an. Besprechen Sie das mit Ihrem Kinderarzt.
Riecht das Kind säuerlich, und sind die Stühle wässrig, hellgrün und sauer riechend, geben Sie unterstützend **Magnesium carbonicum D12**.
Bei manchen Babys schießt das Erbrochene hingegen wie aus einem Hydranten weit über die Schulter der Mutter. Dies liegt an einer Verkrampfung des Pförtnermuskels am Magenausgang mit ungenügender und unkoordinierter Öffnung. Mitunter helfen viele kleine Mahlzeiten. Homöopathisch könnte **Cuprum D30** helfen – aber nur einmal drei Globuli pro Woche!
Sprechen Sie auf jeden Fall mit dem Arzt, wenn Ihr Kind weniger als 150 Gramm pro Woche zunimmt oder erbricht und evtl. Fieber hat.

Windeldermatitis

Bei der Windeldermatitis handelt es sich um gerötete und wunde, nässende Haut, besonders an Stellen, an denen die Haut lange Kontakt mit der schmutzigen Windel hat. Wechseln Sie die Windel sofort, sobald sich Stuhl darin befindet. Reinigen Sie die Haut nur mit warmem Wasser, und lassen Sie sie möglichst lange an der Luft trocknen. Sie können sie auch vorsichtig fönen. Tragen Sie dann eine dünne Schicht Calendula-Babycreme (Weleda) auf. Füttern Sie Ihr Baby nicht mit säurehaltigem Obst oder Gemüse wie Zitrusfrüchten, Pfirsichen, Trauben und Tomaten oder Säften daraus. Wenn Sie stillen, müssen Sie leider auch selbst eine Weile darauf verzichten und auch mit Essig besonders sparsam umgehen. Geeignete Obstsorten sind Äpfel, Birnen und Melonen.
Homöopathisch helfen können Sie mit **Chamomilla D6**, wenn die Entzündung bei Zahnungsdurchfällen auftritt und Ihr Kind unruhig und unleidig ist. Wird aus der wunden Haut eine gelbe, übel riechende Flüssigkeit abgesondert, die Krusten bildet, geben Sie **Graphites D12**.

Ursachen für wunde Stellen können sein: Die Windel wird zu selten gewechselt. Ihr Kind verträgt die Windelsorte nicht. Dann sollten Sie vielleicht auf Stoffwindeln umsteigen. Der Stuhl ist zu sauer. Oder Ihr Baby hat eine sehr empfindliche Haut.

Zahnen

Wenn Ihr Kind quengelt, sabbert, auf seiner Faust und allen erreichbaren Gegenständen intensiv herumkaut, dann ist wahrscheinlich ein Zahn auf dem Weg. Geben Sie Ihrem Kind einen Beißring mit harten Noppen oder einen, der mit ungiftiger Flüssigkeit gefüllt ist und im Kühlschrank gekühlt wurde. Linderung bringen auch eine rohe, geschälte und gekühlte Karotte und das Massieren des Zahnfleisches mit Ihrem (sauberen) Finger, eventl. mit einem frischen Salbeiblättchen.
Sehr bewährt bei zahnenden Babys, die plötzlich aufschreien, nicht zu beruhigen und überaus unleidig sind, hat sich **Chamomilla D6**, besonders dann, wenn auch eine Wange heiß und gerötet ist oder leichtes Fieber oder Durchfälle auftreten.
Magnesium phosphoricum D6 hilft, wenn die Beschwerden zwar durch Reiben und Druck gebessert werden, das Kind aber Kälte ablehnt und es zudem reizbar und ängstlich ist.
Sollten alle Maßnahmen versagen, können Sie Ihrem Kind abends ein **Chamomilla-comp.-Zäpfchen** (Wala) verabreichen.

Bei anhaltendem Quengeln konsultieren Sie bitte Ihren Kinderarzt, um nicht vielleicht eine andere Erkrankung zu übersehen.

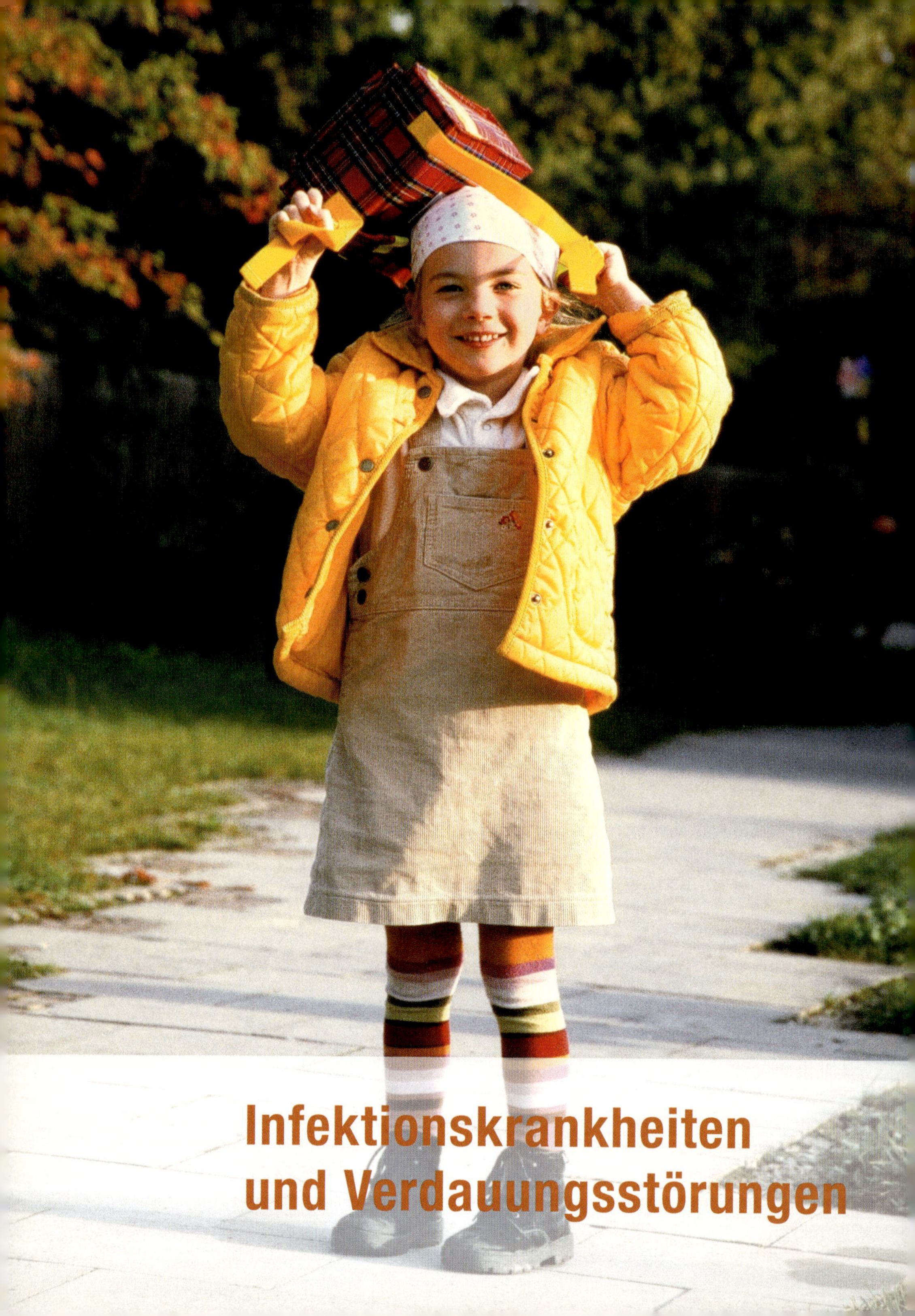

Infektionskrankheiten und Verdauungsstörungen

Fieberhafter grippaler Infekt

Kinder im Kindergartenalter haben gelegentlich grippale Infekte mit Fieber, denn sie müssen sich jetzt vermehrt mit den Keimen in ihrer Umwelt auseinander setzen und reagieren meist noch gut. Die Infekte werden fast immer durch Viren ausgelöst und durch Tröpfcheninfektion, also Sprechen und Husten, übertragen. Antibiotika wirken nur gegen Bakterien und sind hier in mehrfacher Hinsicht sinnlos.
Steigt das Fieber und friert Ihr Kind, dann decken Sie es warm zu. Machen Sie ihm einen Tee zu gleichen Teilen aus Linden- und Holunderblüten. Hiervon geben Sie einen gehäuften Teelöffel in einen Viertelliter kochendes Wasser und seien nach zehn Minuten ab. In den etwas abgekühlten Tee geben Sie Honig und Zitronensaft. Lassen Sie Ihr Kind viel trinken und leichte Kost essen, aber nur auf Verlangen. Äußere Anwendungen sind bei steigendem Fieber nicht sinnvoll.

Fieber ist an sich keine Krankheit, sondern lediglich Zeichen einer gesunden Abwehrreaktion. Bis 38,0 °C spricht man von erhöhter Temperatur, bis 38,5 °C von leichtem, ab 39,5 °C von hohem Fieber bei rektaler Messung.

Einlauf bei hohem Fieber

Nur wenn das Kind nicht ausreichend trinkt, weil es durch das Fieber zu sehr mitgenommen ist, sind Maßnahmen angezeigt, die das Fieber senken. Hier hat sich der Einlauf bewährt, der dem Kind gleichzeitig Flüssigkeit zuführt. Füllen Sie ein Gummiklistier mit lauwarmem Salzwasser (ein gestrichener Teelöffel Salz auf einen halben Liter Wasser). Cremen Sie die Klistierspitze ein, führen Sie sie vorsichtig tief in den After ein, und entleeren Sie sie langsam mit kräftigem Druck auf den Ballon. Säuglinge erhalten bis zu 100 ml Flüssigkeit, Kleinkinder bis zu 200 ml und Schulkinder bis zu 300 ml. Bei Bedarf kann die Anwendung alle zwei Stunden wiederholt werden. Die Salzlösung wird vom Körper aufgenommen, senkt das Fieber und stabilisiert den Kreislauf. Zögern Sie bei schlecht trinkenden Kindern nicht zu lange mit dieser äußerst effektiven Maßnahme!

Ein fieberndes Kind gehört ins Bett: Es braucht Ruhe, Wärme und liebevolle Zuwendung. Bei Unruhe hilft Melissentee.

Wickel und Fußbäder helfen beim Einschlafen

Damit Ihr Kind leichter einschläft, können Sie ihm auch Wadenwickel machen, aber nur, wenn die Waden richtig heiß sind. Wickeln Sie dazu

Ein Einlauf hilft auch, wenn Ihr Kind keinen Schlaf findet. Schlafen ist zur Erholung des kleinen Patienten dringend nötig.

zwei Baumwolltücher, mit lauwarmem Wasser getränkt und nur leicht ausgewrungen, glatt und straff um die Unterschenkel. Darüber legen Sie einen Wollschal, der etwas schmaler sein sollte, damit er nicht kratzt. Lassen Sie die Wickel zehn bis dreißig Minuten wirken, bevor Sie sie erneuern. Machen Sie nach dem zweiten Wechsel eine längere Pause. Fühlen sich die Waden Ihres Kindes dagegen kühl oder kalt an, so machen Sie Ihrem Kind ein warmes Fußbad. Dadurch öffnen sich die Blutgefäße in den Beinen und das kalte Blut kühlt den Körper etwas ab. Außerdem tritt ein Entspannungseffekt ein: Ihr Kind kann besser einschlafen.
Bei größeren Kindern, die längere Zeit hoch fiebern, hat sich eine »Kaltwasserabreibung«, besonders am Abend, bewährt (siehe Seite 27).
Bei jedem beginnenden Fieber, bei den ersten Anzeichen einer Erkältung oder Entzündung verabreichen Sie zunächst eine Gabe **Aconitum D6**.

Verständigen Sie immer sofort Ihren Kinderarzt!

- Wenn Ihr Kind schwer krank ist. In diesem Fall machen Sie bitte keine Anwendungen. Geben Sie auch keine Medikamente.
- Wenn Ihr Kind länger als drei Tage hohes Fieber hat.
- Wenn es über Kopfschmerzen oder über Schmerzen in der Wirbelsäule beim Nach-vorn-Beugen klagt.
- Wenn bei hohem Fieber (kleine) blutunterlaufene rote Flecken auftreten.
- Wenn Ihr Kind wiederholt erbricht.
- Wenn es auffällig atmet.
- Wenn sich sein Zustand zusehends verschlechtert.

Geben Sie Ihrem Kind *kein* Aspirin!

Bei plötzlichem, stürmischem Krankheitsbeginn

Behalten Sie vorerst **Aconitum napellus D6** bei, wenn die Krankheit urplötzlich begonnen hat und das Fieber rasant, meist unter Schüttelfrost, angestiegen ist. Der Patient friert, hat meist Durst, und die Haut ist eher blass, heiß und trocken. Oft ist er auch unruhig und ängstlich. Meist ist Aconitum nur am ersten Tag angezeigt.

Eine häufige so genannte Folgearznei von Aconitum ist Belladonna. Typisch ist ebenfalls ein plötzlicher rasanter Fieberanstieg mit hohen Temperaturen. Die Haut ist jedoch rot, heiß, »dampfend«, wobei Hände und Füße kalt sein können. Das Kind ist erregt oder benommen und neigt zum Fantasieren. Es ist empfindlich gegen Licht, Lärm und Berührung und hat wenig Durst. Schmerzen haben meist pochenden Charakter. Der Infekt ist Folge von Kälte oder übermäßiger Sonnenbestrahlung. Geben Sie **Belladonna D6** sofort, wenn Sonne der Auslöser ist oder der Krankheitsbeginn schon etwas zurückliegt und überwiegend Belladonna-Zeichen vorhanden sind. Ansonsten warten Sie mit der Gabe von Belladonna, bis das Fieber nicht mehr steigt, das Kind nicht mehr friert und zu schwitzen beginnt. Je kranker und (über-)erregbarer Ihr Kind ist, desto öfter verabreichen Sie eine kleine Dosis **Belladonna D6**. In diesem Fall können Sie auch 15 Globuli in einem halben Glas Wasser auflösen und halbstündlich einen Teelöffel geben.

Wenn es nachts schlimmer wird

Auch die folgenden drei Mittel sind bei plötzlichem Fieber geeignet, das aber nicht ganz so stürmisch und nicht so hoch steigt. Gemeinsam ist ihnen auch die nächtliche Verschlimmerung.

Chamomilla D6 ist bei einem anfallsartigen Verlauf angezeigt, bei dem sich plötzliche Schreiattacken und relatives Wohlbefinden abwechseln. Auch der Temperaturverlauf schwankt stark, wodurch es zum ständigen Wechsel zwischen Frieren und Schwitzen kommt. Das Kind ist quengelig und gereizt, man kann ihm nichts recht machen. Die Haut, besonders die Stirn, ist feuchtheiß, oft ist eine Wange gerötet. Häufig ist Chamomilla auch in der Zeit des Zahnens ein sehr hilfreiches Arzneimittel.

Typisch für **Ferrum phosphoricum D12** ist ein ungewöhnlich übersensibles, zu Schwäche, Atemnot und Erbrechen neigendes Kind. Seine Haut ist trocken und heiß, Hände und Füße sind kalt. Im Gesicht wechseln sich Rötung und Blässe ab, oder es zeigen sich rote Flecken. Oft sind viele große Lymphknoten tastbar. Trotz des hohen Fiebers und des reduzierten Allgemeinbefindens sind keine besonderen und für ein

Bei schweren Krankheiten können Sie die Wirkung des homöopathischen Arzneimittels verstärken, indem Sie es (10–15 Tr. od. Glob.) in ½ Glas/Becher Wasser geben und teelöffelweise verabreichen. Verwenden Sie einen Kunststofflöffel und rühren Sie vor jeder Gabe einmal um.

bestimmtes Arzneimittel typischen Krankheitszeichen zu erkennen. Bei **Rhus toxicodendron D6** ist die Erkrankung oft durch Nässe und Kälte ausgelöst, auch Auskühlung nach dem Schwitzen. Der Patient ist unruhig, aber kaum ängstlich, eher niedergeschlagen, sehr erschöpft und wirkt wie betäubt. Er hat ein großes Bedürfnis nach Wärme. Die Zunge ist trocken und belegt, die Zungenspitze rot. Oft treten Fieberbläschen an den Lippen (Herpes labialis) auf, außerdem Muskel- und Gelenkschmerzen, die sich bei Bewegung bessern. Das erklärt den auffallend unruhigen Schlaf.

Krankheitsbeginn morgens, plötzlich oder langsam

Eupatorium perfoliatum D6 ist das richtige Arzneimittel, wenn die Erkrankung ebenfalls mit starken Muskelschmerzen einhergeht, der Schmerz jedoch bis in die Knochen geht, als ob sie alle zerschlagen wären. Der Patient hält sich daher möglichst still. Am schlechtesten geht es ihm morgens. Trotz des Fiebers schwitzt er wenig und fröstelt eher, hat jedoch viel Durst – meist auf kalte Getränke. Mitunter leidet er an Übelkeit und muss alles erbrechen, wonach es ihm besser geht. Krankheitsauslöser ist oft (nass)kaltes Wetter.

Hat Ihr Kind zu lange in der Kälte gespielt, und beginnt es schon zu niesen, ziehen Sie die Notbremse! Machen Sie ihm sofort ein ansteigendes Fußbad, einen warmen Tee, legen Sie es mit Socken und Wärmflasche ins Bett. Und geben Sie ihm viermal drei Tropfen **Camphora D2** im Abstand von einer Viertelstunde.

Langsamer, schleppender Krankheitsbeginn

Bei einem schleppenden Krankheitsverlauf mit immer wiederkehrendem Fieber, das jedoch selten über 39 °C steigt, ist **Gelsemium sempervirens D12** das Mittel der Wahl. Das Kind fröstelt und ist ständig schläfrig, schwach und zittrig, sogar die Augenlider sinken herab. Es hat außerdem Kopfschmerzen und/oder Durchfall. Am Nachmittag ist alles am schlimmsten. Obwohl es auch geistig wie gelähmt wirkt, ist es reizbar und will am liebsten allein sein. Das Kind hat keinen Durst, obwohl seine Lippen trocken sind. Es hat sich bei feuchtwarmem Wetter erkältet, vielleicht bei einem Warmlufteinbruch im Winter. Oder aber es handelt sich hier um die klassische Sommergrippe.
Bryonia D6 sollten Sie Ihrem Kind geben, wenn sich alle Symptome durch Bewegung verschlechtern und es sich daher nicht bewegen will.

Sein Gemütszustand ist eine Steigerung des oben beschriebenen: abweisend, reizbar und extrem ruhebedürftig. Ansonsten neigt der Patient zu Verstopfung, hat trockene aufgesprungene Lippen und großen Durst auf viel kaltes Wasser. In frischer Luft geht es ihm besser.
Können Sie sich zwischen den beiden Arzneimitteln nicht entscheiden, geben Sie **Gelsemium comp.** (WALA) dreimal täglich.

Schnupfen

Ein Infektschnupfen entsteht bei geschwächten Abwehrkräften der Nasenschleimhaut (z.B. durch Kälte), die Viren oder Bakterien leichtes Spiel bescheren. Der Körper versucht, die Eindringlinge durch eine Entzündungsreaktion – Schwellung, Rötung, Absonderung, Schmerz – wieder loszuwerden. Unterstützen Sie ihn in seinen Bemühungen durch die folgenden Maßnahmen, die zu Beginn eines Schnupfens oft ausreichend sind:

- Sind die Füße Ihres Kindes kalt, bereiten Sie ein warmes, ansteigendes Fußbad, besonders abends (siehe Seite 27). Reiben Sie anschließend Füße und Beine mit einem wärmenden Öl, z.B. Malvenöl (Wala), ein und ziehen Wollsocken darüber.
- Lassen Sie Ihr Kind viel trinken, am besten Lindenblütentee mit Holunderblütenelixier (z.B. Wala): ein Teelöffel pro Tasse und einige Tropfen Zitronensaft, drei Tassen über den Tag verteilt. Dieser Tee wirkt sehr gut wärmend, steigert die Abwehr und löst den Schleim.
- Für die Zeit des Schnupfens sollte Ihr Kind auf jede Form von Zucker und Süßigkeiten verzichten, ebenso auf Säfte und Milch. Bereiten Sie ihm stattdessen frische warme Hühnerbrühe oder Gemüsesuppe. Verabreichen Sie Nasentropfen oder -spray mit isotonischer Kochsalzlösung (0,9 Prozent) oder Emser Sole, um das Sekret zu lösen und flüssig zu halten. Es kann dann abgeschnäuzt werden.
- Kinder ab fünf Jahren können bereits den Umgang mit einer Nasendusche (erhältlich in Apotheke oder Drogerie) erlernen. Damit können Nasenschleimhaut und die Eingänge zu den Nebenhöhlen hervorragend gereinigt werden.

Schnupfen ist nicht nur lästig, er ist ein Zeichen dafür, dass der Gesundheitszustand Ihres Kindes angegriffen ist und beobachtet und behandelt werden muss, damit Nebenhöhlenentzündungen und chronischer Schnupfen vermieden werden können.

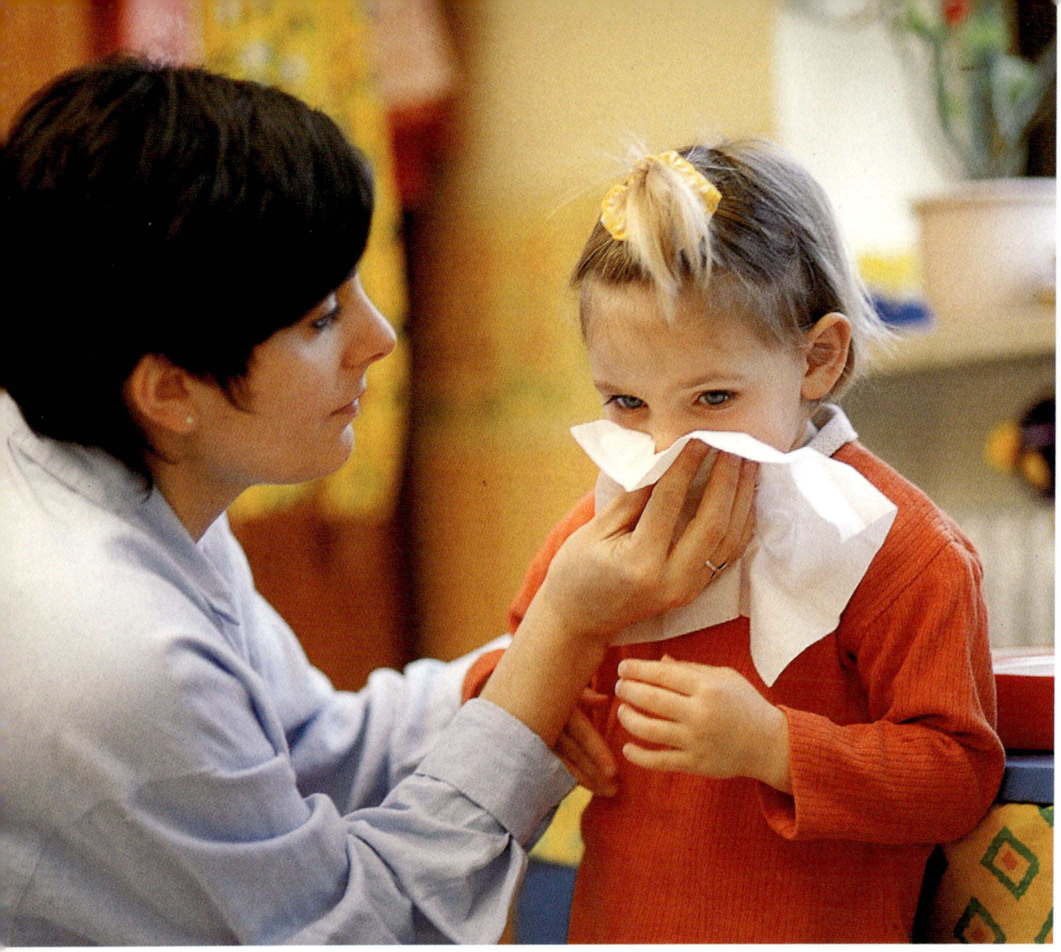

Lassen Sie Ihr Kind nur leicht schnäuzen, damit die Keime nicht in die Nebenhöhlen gepresst werden.

- Bei Säuglingen und Kleinkindern ist von einem Dampfbad abzuraten (Verbrühungsgefahr). Stellen Sie besser einen Topf mit kochendem Wasser, in das Sie ein bis zwei Esslöffel Kamillenblüten geben, unerreichbar ans Kopfende des Gitterbettchens. Größere Schulkinder können, mit einem Handtuch über dem Kopf, über einer Schüssel inhalieren. Der Dampf soll nur so heiß sein, dass das Atmen durch die Nase noch angenehm ist.

Fließschnupfen

Geben Sie Ihrem Kind **Aconitum D6**, wenn der Schnupfen plötzlich auftritt, die Nase heiß und rot und innen angeschwollen ist und auch das wässrige Sekret als heiß empfunden wird.
Tritt der Schnupfen plötzlich auf, aber mit einem pochenden Gefühl in der Nase, Kopfdruck und Benommenheit, geben Sie **Belladonna D6**.

Bei wässrigem Schnupfen ist **Arsenicum album D12** angezeigt, wenn das Sekret brennend ist und wund macht. Das Kitzeln in der roten, heißen Nase führt zu häufigem Niesen. Das Kind ist verfroren und ängstlich. In der Kälte geht es ihm schlechter.
Auch **Allium cepa D6** ist für dünnen, wund machenden Schnupfen geeignet. Typischerweise geht es dem Kind aber draußen in der Kälte besser. Es hat leicht gerötete, tränende Augen. Allium ist oft am Beginn eines stark laufenden Schnupfens angezeigt.
Ebenso **Camphora D3** (Dilutio oder Ampullen von Wala, alkoholfrei, oral). Hier kann die Nase allerdings trotzdem verstopft sein. Typisch sind Kälte und Blässe des ganzen Körpers mit großer Kälteempfindlichkeit. Der Patient will aber oft trotzdem nicht zugedeckt sein.
Euphrasia D4 sollten Sie Ihrem Kind verabreichen, wenn seine Augen stark gerötet und gereizt sind, tränen und brennen, was häufig zu Lichtscheu führt. Das Nasensekret ist mild und reichlich. Meist geht es dem Kind in der Kälte schlechter.

Beruhigend für die Schleimhäute und leicht abschwellend wirkt eine Nasencreme (Nasenbalsam von Wala oder Schnupfencreme von Weleda), die Sie in jedem Nasenloch, um den Naseneingang und auf Nasenflügeln und -rücken verreiben. Für Kinder unter drei Jahren verwenden Sie **Nasenbalsam für Kinder** (Wala).

Stockschnupfen

Nux vomica D6 ist passend bei auffallend verfrorenen und gereizten Kindern, deren Nase nachts und in kalter Luft verstopft und trocken ist, tagsüber und im warmen Zimmer zu »laufen« beginnt. Ein Juckreiz löst immer wieder heftiges Niesen aus.
Sondert Ihr Kind ein Sekret ab, das dicke, gelbe, lange Fäden zieht oder die Naseneingänge dick verstopft oder dicke, harte Borken bildet, ist **Kalium bichromicum D6** angezeigt. Oft entwickeln sich im weiteren Verlauf Husten und ein Stirnkopfschmerz, der auf eine Beteiligung der Nasennebenhöhlen hinweisen kann.

Eitriger Schnupfen

Pulsatilla D12 sollten Sie geben, wenn es einen Schnupfen hat, bei dem die Nase nachts und im warmen Zimmer verstopft ist und morgens dick und gelb zu laufen beginnt. Das Kind ist weinerlich, hängt an Mamas Rockzipfel und fühlt sich an frischer Luft am wohlsten.

Hepar sulfuris D12 ist das passende homöopathische Arzneimittel, wenn Ihr Kind dazu neigt, sich in kalter Luft eine »Rotznase« mit schleimig-dickem, gelbem Sekret zu holen. Besser geht es ihm in feuchter Wärme. Hier besteht die Gefahr einer Ausbreitung der eitrigen Entzündung auf Ohren, Bronchien oder Nebenhöhlen.
Fällt Ihnen auf, dass das grün-gelbe, eventuell blutige Nasensekret und die nachts auftretenden Schweiße Ihres Kindes unangenehm riechen, so geben Sie ihm **Mercurius solubilis D12**. Meist ist bei diesem Krankheitsbild auch noch der Naseneingang wund.

Nasennebenhöhlenentzündung (Sinusitis)

Nach einer Sinusitis ist Warmhalten oberstes Gebot. Fahrradfahren und Schwimmbadbesuche sollten für ein paar Wochen tabu sein. Saunabesuche wirken dagegen unterstützend, ebenso körperliche Aktivität.

Eine Nasennebenhöhlenentzündung entwickelt sich meist im Verlauf eines Schnupfens oder unmittelbar danach, dadurch, dass Keime in die Nebenhöhlen gelangen oder gepresst werden und die Schleimhäute dort und in den Zugängen anschwellen und Sekret bilden. Es entsteht ein drückender, dumpfer Kopfschmerz im Stirn- oder Wangenknochenbereich, der bei größeren Kindern meist durch Klopfen auf den befallenen Bezirk lokalisiert werden kann.
Bei einer Sinusitis ist es unerlässlich, alle unter »Schnupfen« (siehe ab Seite 43) aufgeführten begleitenden Maßnahmen durchzuführen. Kopf und Gesicht sollten unbedingt warm gehalten und auch für mindestens zwei Wochen nach Ausheilung keiner Zugluft ausgesetzt werden.
Geben Sie **Aconitum D6** gleich zu Beginn der Erkrankung, besonders wenn sich die Krankheit stürmisch entwickelt.
Belladonna D6 hilft bei heftigen, pochenden Kopfschmerzen.
Hepar sulfuris D6 ist bei verstopfter Nase mit dickem, grün-gelbem Schleim, evtl. stechenden Schmerzen und extremer Kälteempfindlichkeit das passende Arzneimittel, **Kalium bichromicum D6** ist angezeigt bei dickem, eitrig-gelbem, Fäden ziehendem Schleim, evtl. mit blutenden Krusten, nasaler Stimme und Völlegefühl.
Arnica D12 hilft bei eitrigem Schnupfen mit ausgeprägten Schmerzen in den Wangen sowie deutlicher Kreislaufschwäche.
Silicea D12 ist das richtige homöopathische Arzneimittel bei zarten,

weichen und anfälligen Kindern, bei denen die Nebenhöhlenentzündung zu einem chronischen Verlauf neigt.
Verabreichen Sie Ihrem Kind **Luffa D6** bei verstopfter Nase (evtl. mit blutigen Borken) mit starken Kopfschmerzen, besonders im Stirnbereich, allgemeiner Ermüdung und Apathie.
Cinnabaris D6 wenden Sie an, wenn, wie bei Mercurius solubilis, übel riechende Absonderungen auftreten, jedoch Kopfschmerzen, eine Berührungsempfindlichkeit der Nase sowie ein Druckgefühl auf der Nasenwurzel hinzukommen. Oft spürt das Kind zusätzlich eine zähe, übel riechende Schleimstraße im Rachen.
Wenn sich die Nebenhöhlenentzündung nicht innerhalb von zwei Tagen verbessert oder Fieber und Schmerzen Besorgnis erregend werden, benachrichtigen Sie bitte Ihren Arzt. Sollte Ihr Kind wiederholt an derartigen Entzündungen leiden, so rate ich zu einer Konstitutionstherapie.

Ohrenentzündung

Ohrenschmerzen können überfallartig auftreten und innerhalb weniger Minuten wahnsinnig wehtun. Oft entwickeln sie sich im Rahmen eines Infektes. Manche Kinder sind damit leider öfter geplagt, was an anatomischen Gegebenheiten, an vergrößerten Polypen und einer Labilität in diesem Bereich liegen kann. Die Ursache der Entzündung ist die Belüftungsstörung des Mittelohrs, wodurch sich Erreger einnisten können.

Typische Anzeichen für eine Ohrenentzündung sind, wenn Ihr zuvor bereits etwas quengeliges oder erkältetes Kind plötzlich untröstlich brüllt und sich dabei immer wieder ans Ohr fasst. Das Kind lässt Sie nicht oder nur unter Protest an sein Ohr heran.

Ein Zwiebelwickel bringt rasche Linderung

Machen Sie schon bei den ersten Anzeichen einer Ohrenentzündung einen Zwiebelwickel. Wenn Sie und Ihr Kind seine frappierende Wirkung einmal erlebt haben, werden Sie den Geruch gern in Kauf nehmen.

- Schneiden Sie eine halbe Zwiebel in winzige Würfelchen und wickeln Sie diese so in ein Stofftaschentuch, dass auf einer Seite des Päckchens nur eine Stoffschicht ist. Das Päckchen legen Sie nun mit dieser Seite aufs Ohr des Patienten und binden es mit einem schräg um den Kopf geführten Tuch fest.

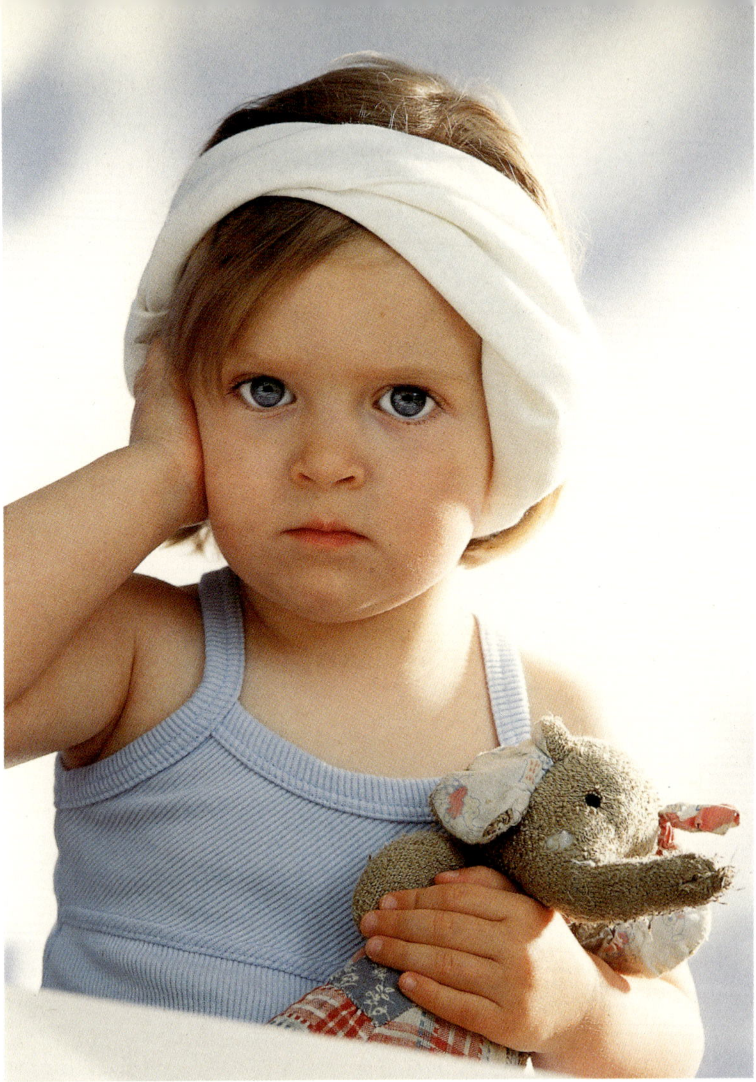

Meistens sind Viren für die schmerzhafte Ohrenentzündung verantwortlich. Bei einer anhaltenden Entzündung können sich auch Bakterien dazugesellen.

- Mit diesem »Zwiebelohr« soll sich das Kind für 30 Minuten auf eine Wärmflasche legen. Die aufsteigenden Zwiebeldämpfe können so am besten ins Ohr eindringen. Bei kleinen Kindern können Sie die Wärmflasche vielleicht auf Ihre Brust legen und den Kopf des Kindes daran lehnen.
- Anschließend geben Sie einen Tropfen körperwarmes, verdünntes Teebaum- bzw. Melalenkaöl in das betroffene Ohr. Hierfür einen Tropfen plus zehn Tropfen Olivenöl in einer Spritze aufziehen und schütteln. Geben Sie Ohrentropfen nur, wenn aus dem Ohr keine Flüssigkeit austritt. Decken Sie das Ohr mit einem Tuch zu. Das Kind soll jetzt auf der gesunden Seite liegen.

Auch Aconit-Ohrentropfen (Wala) lindern die Schmerzen.

Homöopathische Behandlung der Ohrenentzündung

Beginnen Sie grundsätzlich mit einer Gabe **Aconitum D6.** Dieses Mittel ist besonders dann angezeigt, wenn heftige Schmerzen plötzlich auftreten, nachdem das Kind trockenem, kaltem Wind ausgesetzt war. Es ist unruhig und ängstlich; das Ohr ist rot und fühlt sich heiß an. Nachts sind die Beschwerden am schlimmsten. Machen Sie nach zehn Minuten mit einem dieser Arzneimittel weiter:

Apis mellifica D6 verabreichen Sie bei brennenden, stechenden Schmerzen, die plötzlich auftreten. Ihr Kind schreit laut und hat hohes Fieber, außerdem trockene, rote Schleimhäute, aber keinen Durst. Auffallend ist die Abneigung gegen alles Warme und ein großes Verlangen nach frischer Luft sowie nach kalten Umschlägen. Sehr gut bewährt hat sich dieses Arzneimittel als **Apis/Levisticum II (D3/D4)**, das Sie bei starken brennenden, stechenden Schmerzen anfangs bis zu viertelstündlich, später seltener geben können.

Geben Sie **Belladonna D6** bei einem schreienden, weinenden, reizbaren Kind mit hochrotem Kopf, das sich fiebrig-heiß anfühlt und großen Durst hat. Die ohnehin starken Schmerzen, die schubweise auftreten, werden durch Lärm, Licht und Zugluft verstärkt.

Chamomilla D6 hilft, wenn das Kind durch die starken Schmerzen extrem reizbar und durch nichts zu beruhigen ist. Es schreit, schimpft, weint wütend und wirft angebotenes Spielzeug in die Ecke. Es duldet nicht, berührt zu werden, beruhigt sich jedoch beim Umhertragen. Wie bei Belladonna können Schmerzpausen auftreten. Eventuell ist nur eine Wange heiß und gerötet.

Entwickelt sich die Ohrenentzündung langsam, ohne nennenswertes Fieber und ohne wesentliche Beeinträchtigung des Allgemeinbefindens, eventuell mit einer Lymphknotenschwellung, so spricht das für **Ferrum phosphoricum D12**. Die Schmerzen sind ziehend, stechend oder pochend aber (noch) nicht so stark wie bei Belladonna. Sie werden durch frische Luft und Lärm verstärkt. Besonders nützlich ist dieses Arzneimittel im Frühstadium einer Entzündung, später gegebenenfalls in Kombination mit Belladonna.

Ist Ihr Kind zwar sehr krank, aber relativ ruhig und kooperativ oder weinerlich und anhänglich, dann ist **Pulsatilla D12** angezeigt. Es hat

Um die Belüftung des Mittelohres wiederherzustellen, geben Sie fünfmal täglich Nasentropfen oder -spray mit Kochsalzlösung (0,9 Prozent) oder verdünnter Emser Sole. Auch regelmäßige Nasenspülungen oder Inhalationen sind hilfreich, um diesen Prozess zu unterstützen.

wenig Fieber und wenig Durst trotz belegter, trockener Zunge. Obwohl der Patient leicht friert, lehnt er warme Räume und warme Anwendungen ab. Die Erkrankung kann sich hinziehen, aus dem Ohr möglicherweise ein weißgelbes Sekret fließen.

Verständigen Sie in folgenden Fällen Ihren Kinderarzt

- Wenn innerhalb von 24 Stunden keine deutliche Besserung eintritt.
- Wenn hohes Fieber oder starke Schmerzen auftreten.
- Bei jeglicher Sekretion aus dem Ohr.
- Bei einer schmerzhaften Rötung des Knochenbereichs hinter dem Ohr.
- Bei Schwindel.
- Bei eingeschränktem Hörvermögen.
- Bei chronischer oder häufig wiederkehrender Ohrenentzündung.

In letzterem Fall ist eine Konstitutionstherapie notwendig und eventuell auch die Behandlung von vergrößerten Polypen, wenn sie die ausreichende Belüftung des Mittelohres verhindern.

Zusätzlich zur homöopathischen Behandlung und zum Zwiebelwickel können Ohrentropfen hilfreich sein, zum Beispiel Aconit-Ohrentropfen von Wala.

Ist Ihr Kind dagegen äußerst schmerzempfindlich, unruhig, ängstlich und verfroren, so weist dies darauf hin, dass **Arsenicum album D6** das richtige Mittel ist. Vielleicht hat der Patient gar kein Fieber und ist sehr kälteempfindlich; er hat großen Durst und möchte warme Anwendungen. Nach Mitternacht sind die Beschwerden am schlimmsten.
Kalium bichromicum D6 ist das passende Arzneimittel bei einer Ohrenentzündung, die sich aus einem länger bestehenden dunklen, zähen, eventuell Krusten bildenden Schnupfen entwickelt.
An **Dulcamara D6** sollten Sie bei Ohrenschmerzen denken, die nach einem Schwimmbadbesuch auftreten.
Es gibt noch viele weitere homöopathische Arzneimittel, die zur Behandlung einer Ohrenentzündung infrage kommen und Ihrem Kind Linderung verschaffen (siehe gegebenenfalls auch unter Fieber, Schnupfen, vgl. S. 39 ff und 43 ff), die hier genannten sind jedoch in jedem Fall ein guter Behandlungseinstieg und decken die meisten Reaktionsformen ab.

Husten und Bronchitis

Husten entsteht durch eine Schleimhautreizung im Bereich der Atemwege. Er hat die Aufgabe, diesen Reiz wieder zu entfernen. Der Husten ist also durchaus sinnvoll, um z.B. Staubpartikel oder Schleim und Krankheitserreger wieder nach draußen zu befördern: Er darf daher nicht unterdrückt werden, sonst gelangen diese Stoffe in die Lunge, wo sie schwer wiegende Entzündungen auslösen können. Auch die Schleimbildung gehört zu diesem Mechanismus und soll helfen, die Erreger, fast immer Viren, wieder loszuwerden.

Beruhigend und hilfreich für die Schleimhäute ist eine hohe Luftfeuchtigkeit. Stellen Sie einen dampfenden Wassertopf neben das Bett Ihres Kindes und hängen Sie feuchte Tücher über und um das Bettchen. Verzichten Sie auf mentholhaltige Zusätze, denn diese reizen die Schleimhäute der Kinder häufig. Auch Pfefferminze ist zu stark und darf in den ersten drei Lebensjahren weder zum Inhalieren noch als Tee angewendet werden. Sie könnte im schlimmsten Fall eine Atemnot bewirken. Geben Sie lieber einen Tropfen Lavendelöl aufs Kopfkissen, oder reiben Sie die Brust Ihres Kindes damit ein.

Husten ist eine sinnvolle Abwehrreaktion, die es zu unterstützen – und nicht zu unterdrücken – gilt. Diesen Selbstheilungsprozess fördern Thymian-Hustensäfte oder z.B. Plantagolhustensaft (Wala).

Hilfreiche Wickel mit Quark, Zitrone, Retterspitz

Wenn Ihr Kind schon zwei Jahre alt ist, reiben Sie Brust und Rücken vor dem Schlafengehen mit Plantago Bronchialbalsam (Wala) ein. Bei quälendem Husten und starker Verschleimung sind auch Brustwickel mit Quark (siehe Seite 25) oder angewärmtem Schweineschmalz hilfreich.

Eine mild entkrampfende und entzündungshemmende Wirkung hat ein Zitronenbrustwickel. Sie können ihn bei obstruktiver Bronchitis und Lungenentzündung anwenden. Das Innentuch wird hierfür in das heiße Zitronenwasser getaucht (Zubereitung siehe »Halsweh und Angina«, Seite 55).

Eine noch intensivere Wirkung erzielen Sie durch die Zugabe von Retterspitz. Dieser kommt hauptsächlich bei hochakuten, auch krampfhaften und hochfieberhaften Prozessen zum Einsatz. Hierbei wird das innere Baumwolltuch in kühles Wasser getaucht, sorgfältig ausgewrungen, mit Retterspitz beträufelt und dann angelegt.

Bedenken Sie, dass Kuhmilch die Schleimbildung fördert und bei Husten lieber durch Tee ersetzt werden sollte. Motivieren Sie Ihr Kind, möglichst viel zu trinken, um den Schleim zu verflüssigen.
Eine lindernde und heilende Wirkung hat auch die Zwiebel. Mischen Sie fein gehackte Zwiebel mit der gleichen Menge Honig; verabreichen Sie davon dreimal täglich einen halben Teelöffel pur oder in Tee.

Ein bewährter Hustentee

Lassen Sie in der Apotheke folgende Ingredienzien zu gleichen Teilen mischen:

- Eibischwurzeln (Radix Althaeae)
- Hagebutten (Fructus Cynosbati)
- Huflattich (Folia Farfarae),
- Spitzwegerich (Herba Plantaginis lanceolatae)
- Thymian (Herba Thymi)

Geben Sie 1 TL davon auf 1/4 l kochendes Wasser und seihen Sie nach zehn Minuten ab. Säuglinge erhalten den abgekühlten Tee löffelweise. Ältere Kinder trinken 3–4 Tassen täglich, ab neun Monaten mit etwas Honig gesüßt.

Trockener Reizhusten

Auch bei Husten sollten Milch und Zucker vom Speiseplan gestrichen werden. Warme Fußbäder und Inhalationen wirken hilfreich und unterstützend.

Geben Sie Ihrem Kind **Aconitum D6**, wenn es unter einem ständigen, quälenden trockenen Husten leidet. Die Hustenstöße sind kurz, hart und bellend und gehen mit Angst und Unruhe einher. Der Husten beginnt plötzlich und meist bei trockener Kälte. Das Kind hat viel Durst und klagt über ein brennendes Gefühl im Hals oder dass er wie »zugeschnürt« sei. Die Brust kann sich trocken, heiß und eingeengt anfühlen. Nachts ist der Husten am schlimmsten, besonders um Mitternacht, in frischer Luft werden die Beschwerden besser.
Ihr Kind benötigt **Bryonia D6**, wenn der Husten hart, rau und bellend ist und mit Schmerzen hinter dem Brustbein einhergeht, die als stechend oder »wie wund« beschrieben werden. Das Kind hält sich beim Husten die Brust. Tagsüber, durch Bewegung, Wärme oder Essen und Trinken wird alles schlimmer. Besser wird es, wenn das Kind kaltes

Wasser trinkt; davon verlangt es große Mengen. Manchmal treten Kopfschmerzen auf. Das Kind ist brummig, abweisend und will am liebsten ruhig in einem kühlen Raum liegen: Achtung: Das kann auch auf eine Lungenentzündung hinweisen!

Drosera D6 hilft Ihrem Kind bei heftigen, plötzlich einsetzenden, bellenden, krampfartigen Hustensalven. Sie wiederholen sich schnell und sind so quälend, dass das Kind dabei schwitzt, eventl. würgt und erbricht. Sein Gesicht läuft eventl. blaurot an. Größere Kinder empfinden ein Kratzen am Kehlkopf. Besonders gut hilft Drosera beim Husten der Neugeborenen und Säuglinge. Am schlimmsten ist der Husten nach Mitternacht und durch kalte Getränke. Er wird nach dem Hinlegen sofort oder allmählich schlimmer. Besser geht es an der frischen Luft.

Auch schwarzer Rettich hat sich als Hausmittel bei langwierigem, Husten bewährt. Schneiden Sie in die stumpfe Seite der Wurzel eine kleine Vertiefung, in die Sie braunen Kandis oder Honig füllen. So wird der Saft aus der Wurzel gezogen. Geben Sie dreimal täglich einen halben Teelöffel.

Holen Sie ärztlichen Rat ein

- Wenn Ihr Kind unter Atemnot leidet. Oder wenn jeder Atemzug wehtut.
- Wenn es geräuschvoll, unregelmäßig oder schnell und hastig atmet.
- Wenn hohes Fieber besteht.
- Wenn Heiserkeit, Stimmlosigkeit oder blutiger Auswurf auftritt.
- Wenn es öfter beim Husten erbricht, insbesondere nach dem Essen.
- Wenn sich sein Zustand verschlechtert, es müde und verwirrt ist.
- Wenn sich der Husten nach 2–3 Wochen nicht bessert.
- Wenn es möglicherweise einen Fremdkörper »verschluckt« hat.

Bei fast pausenlosem, krampfartigem, trockenem, bellendem Husten, der vor allem nachts auftritt, geben Sie **Rumex D4**. Das Kind meint, von einer Feder im Hals gekitzelt zu werden, empfindet den Husten als brennend oder wund machend. Oft bestehen auch Heiserkeit, Schnupfen und Niesreiz. Bei Berührung am Hals und durch Kälte wird alles schlimmer. Typisch: Ihr Kind zieht sich die Bettdecke über den Kopf.

Beginnt alles mit einem wässrigen Schnupfen, der sich zur Bronchitis entwickelt, ist **Sticta pulmonaria D4** angezeigt. Der Husten ist trocken und bellend, tritt besonders abends, nachts und beim Hinlegen auf. Hals und Rachen fühlen sich trocken an. Kalte Luft ist unangenehm.

Ist Ihr Kind zu klein zum Inhalieren, so bauen Sie soch ein »Indianerzelt« mit einer großen Decke über einem Tisch o. Ä., in das Sie gemeinsam den dampfenden Topf mitnehmen.

Geht der Husten mit Fieber einher, so kommen auch die unter »Fieberhafter grippaler Infekt« beschriebenen Arzneimittel infrage. Bitte seien Sie nicht enttäuscht, wenn Ihre Bemühungen keinen Erfolg zeigen. Bitten Sie dann einen Fachmann um Rat. Er wird Ihnen bestätigen, dass die homöopathische Therapie des Hustens relativ schwierig ist.

Phosphorus D6 ist das richtige Arzneimittel bei quälendem, kitzelndem, hartem Husten, der trocken ist oder einen gelben, eventuell mit Blutfäden durchzogenen Auswurf produziert. Das Kind klagt über brennende Schmerzen und ein Gefühl, als läge ein Gewicht auf der Brust. Es verlangt nach eiskalten Getränken, ist erschöpft und kann eine raue oder leise Stimme bekommen. Wärme und Zuwendung bessern, Temperaturwechsel verschlechtern den Zustand.

Für **Causticum D12** sprechen schmerzhafte Trockenheit und Heiserkeit im Hals- und Kehlkopfbereich, die durch kalte Getränke gelindert werden. Der Patient versucht ganz tief zu husten und muss sich oft räuspern.

Sekretreicher Husten mit Rasseln

Ipecacuanha D6 hilft bei keuchendem, eventuell pfeifendem Husten mit Würgen, Brechreiz oder Erbrechen. Das Schleimrasseln ist beim Atmen zu hören, der Husten jedoch wenig produktiv und erschöpfend. Das Kind ist blass und übellaunig. Am schlechtesten geht es abends und nachts, besser in frischer Luft. Die Zunge ist nicht belegt.

Antimoniun tartaricum D6 hilft bei feuchtem Husten, der nachts am schlimmsten ist. Der Schleim sitzt so fest, dass er kaum abgehustet werden kann. Dazu kommen evtl. Übelkeit, Kreislaufschwäche und Atemnot.

Tritt in der Nacht ein trockener, anfallartiger, krampfartiger Husten auf, so ist **Cuprum metallicum D6** das richtige Mittel. Die Hustenanfälle beginnen und enden plötzlich, können jedoch sehr lange andauern und zu Atemnot führen.

(Pseudo-)Krupphusten [1]

Das Krupp-Syndrom ist charakterisiert durch den typischen bellenden Husten, Heiserkeit bis Stimmlosigkeit und Atemnot mit geräuschvollem Einatmen sowie große Unruhe und Erregung. Es wird entweder durch Viren ausgelöst, wobei es sich dann aus einem grippalen Infekt

---

[1] Die Bezeichnung Krupphusten war früher dem heute nur noch sehr selten auftretenden Husten bei Diphtherie vorbehalten.

mit mehr oder weniger hohem Fieber entwickelt. Oder aber es entsteht aus völliger Gesundheit durch eine Schleimhautschwellung ohne Infektion. Verantwortlich hierfür dürften mehrere Faktoren sein, wie z.B. eine atopische Diathese (siehe Glossar), eine überempfindliche Schleimhaut und/oder Umweltfaktoren (z.B. Luftverschmutzung). Nur bei einer Infektion besteht Ansteckungsgefahr durch eine Tröpfcheninfektion oder über die Hände.
Geben Sie alle zehn bis 15 Minuten im Wechsel **Aconitum D6** und **Spongia D4**, bis eine Besserung eintritt. Spongia hilft bei quälendem, trockenem, bellendem, hohl klingendem Husten, der anhaltend besonders beim Aufwachen auftritt. Es bestehen Heiserkeit und Räusperzwang. Liegen mit erhöhtem Kopf bringt Erleichterung. Durch Essen und kalte Getränke verschlechtert sich der Zustand.

Ruhe bewahren ist oberstes Gebot bei einem Krupphusten-Anfall. Setzen Sie sich mit Ihrem Kind ans offene Fenster, und hängen Sie feuchte Tücher auf. Es braucht jetzt kühle, feuchte Luft. Benachrichtigen Sie sofort den Arzt, wenn keine Besserung eintritt, hohes Fieber besteht, das Schlucken schmerzhaft und problematisch ist und das Sprechen kloßig und verwaschen klingt.

Halsweh und Angina

Kleine Kinder bemerken eine Halsentzündung oft gar nicht, oder sie klagen über Bauchschmerzen als Zeichen der Mitreaktion der Darmlymphknoten. Denken Sie also bei Abgeschlagenheit oder Bauchschmerzen, eventl. mit Fieber, auch daran, einen Blick in den Hals Ihres Kindes zu werfen. Aber auch eine Ohren- oder Blasenentzündung kann so beginnen. Mithilfe einer Taschenlampe können Sie vielleicht erkennen, ob die Mandeln geschwollen und gerötet sind. Ertasten Sie auch, ob die Lymphknoten am Hals und unter dem Unterkiefer vergrößert sind. Stellen Sie sich bei einer Mandelentzündung die Frage, ob es etwas gibt, das Ihr Kind zurzeit nicht bewältigen, »nicht schlucken« kann. In jedem Fall sollten Sie Ihrem Kind einen Seidenschal umwickeln oder einen Rollkragenpulli anziehen. Bei Fieber muss Ihr Kind unbedingt Bettruhe einhalten.

Schnelle Hilfe bei Halsschmerzen

Machen Sie Ihrem Kind zu Beginn der Entzündung einen heißen Zitronenhalswickel. Bei sehr starken Schmerzen auf dem Entzündungsma-

Bei Halsschmerzen soll Ihr Kind viel trinken, jedoch keine Säfte, und Zucker meiden. Zu Essen gibt es kleine Portionen Suppe und weiche Speisen. Bei Halsschmerzen ist hohe Luftfeuchtigkeit im Schlafraum gut. Wenn innerhalb von 24 Stunden keine deutliche Besserung eintritt, sollten Sie Rücksprache mit dem Kinderarzt halten.

ximum hilft ein kalter Retterspitzwickel, ersatzweise ein kalter Zitronenwickel (siehe »Die drei ›W‹, Seite 23). Danach reiben Sie den seitlichen Hals bis hinauf zu den Kieferwinkeln mit Engelwurzcreme (**Archangelica comp.** Ungt., Weleda) ein und bedecken ihn mit einem Tuch. Bereiten Sie einen Salbeitee aus einem halben Teelöffel getrocknetem oder vier frischen Blättchen Salbei auf einen Viertelliter heißes Wasser; den Sie nach fünf Minuten abgießen. Lassen Sie Ihr Kind stündlich mit einem Schluck davon gurgeln oder ihn schluckweise trinken.

Die passende Arznei bei dicken Mandeln

Das wichtigste Mittel bei plötzlich beginnenden, starken Halsschmerzen ist **Belladonna D6**. Die Schmerzen sind meist klopfend und können mit hohem Fieber einhergehen. Das Schlucken ist sehr schmerzhaft, das Schlucken von Nahrung fast unmöglich. Das Kind hat keinen Durst. Die Halsschleimhäute sind hellrot und eher trocken. Meist beginnen die Schmerzen rechts oder sind rechts schlimmer. Der Patient ist extrem empfindlich, mag keine äußeren Anwendungen. Wärme und Ruhe bessern den Zustand.

Apis D6 ist das passende Arzneimittel bei brennenden, stechenden Halsschmerzen. Der Hals fühlt sich innen und außen heiß und geschwollen an, die Schleimhaut von Rachen und Mandeln ist glasig-rot verdickt, das Zäpfchen sackartig geschwollen. Durch jede Art von Wärme werden die Beschwerden schlimmer, kühle Luft und kalte Getränke tun dagegen gut. Trotzdem hat das Kind kaum Durst.

Phytolacca D4 ist das Arzneimittel der Wahl, wenn die Schleimhäute im Hals Ihres Kindes dunkelrot, die Mandeln geschwollen sind. Manchmal zieht der Schmerz beim Schlucken bis zu den Ohren hinauf. Meist ist es rechts schlimmer, und die (hinten dick belegte) Zunge tut beim Rausstrecken weh. Auch die Halslymphknoten können schmerzhaft geschwollen sein. Kalte Getränke lindern.

Ihr Kind braucht **Lachesis D12**, wenn die Schmerzen links beginnen oder am stärksten sind, wenn sie nach dem Schlafen am schlimmsten sind und Wärme alles verschlechtert. Der Hals ist von außen sehr empfindlich, und Ihr Kind duldet keine Berührung oder gar einen

Schal! Die Schleimhaut ist dunkel blau-rot und das Kind hat das Gefühl, einen dicken Kloß im Hals zu haben. Flüssigkeit oder Speichel können nicht geschluckt werden, obwohl kalte Getränke helfen würden. Beim Essen werden die Schmerzen besser.
Bei rechts beginnenden Halsschmerzen hilft **Lycopodium D6**. Auch hier kann ein »Kloßgefühl« bestehen. Am schlechtesten ist alles am späten Nachmittag. Warme Getränke tun gut.

Bakterielle Mandelentzündung

Mercurius solubilis D12 geben Sie bei auffallendem Mundgeruch, metallischem Geschmack im Mund, gelb belegter Zunge und reichlichem Speichelfluss, von dem oft das Kissen durchnässt ist. Es kommt besonders nachts zu starkem Schwitzen. Schwitzen und Frieren können auch abwechselnd auftreten. Zudem sind die Halslymphknoten schmerzhaft geschwollen; auf den Mandeln sind helle Beläge zu erkennen.
Hepar sulfuris D12 hilft, wenn Ihr Kind das Gefühl hat, einen Splitter oder eine Gräte im Hals zu haben. Beim Schlucken können die Schmerzen in die Ohren ausstrahlen. Die Mandeln sind geschwollen und haben eitrige Beläge. Ihr Kind friert leicht und möchte warm eingepackt sein, besonders am Hals. Berührt werden darf der Hals allerdings nicht. Ihr Kind ist insgesamt eher abweisend und mürrisch. Kalte Getränke und Speisen verschlimmern die Beschwerden. (Siehe hierzu auch »Scharlach«, Seite 88.)

Die durch Bakterien ausgelöste Mandelentzündung tritt etwas seltener auf. Holen Sie hier in jedem Fall den Rat Ihres Kinderarztes ein.

Bindehautentzündung

Die akute Entzündung der Bindehaut ist entweder eine allergische Reaktion, beispielsweise auf Pollen, oder eine Infektion.
Weichen Sie verklebte Lidränder mit einer mit lauwarmem Augentrosttee getränkten Kompresse auf, die Sie auf das Auge legen. Verwenden Sie bitte für jedes Auge und jede Behandlung eine frische Kompresse!
Als Augentropfen empfehle ich Euphrasia-Augentropfen (als Einzeldosen). Geben Sie viermal täglich einen Tropfen in jedes Auge.

Augenentzündungen können sehr schmerzhaft und auch ansteckend sein. Achten Sie daher, insbesondere bei eitrigem Sekret, auf konsequente Hygiene!

Als homöopathisches Arzneimittel kommt **Belladonna D6** infrage, wenn die Bindehaut hellrot geschwollen und der Patient extrem lichtempfindlich ist. Die Schmerzen sind brennend oder klopfend. Die Entzündung ist Folge von starker Sonnenbestrahlung, Zugluft oder nasser Kälte.
Apis D6 hilft Ihrem kranken Kind bei stark geschwollenen Lidern, stechendem Schmerz, stark geröteter Bindehaut und brennend heißem Tränenfluss; Kälte bessert den Zustand.
Euphrasia D4 ist angezeigt bei ständig tränenden, brennenden Augen mit Augenzwinkern, starker Lichtempfindlichkeit, mildem Schnupfen und wund machenden Tränen. Der Zustand des Patienten verschlechtert sich durch frische Luft und durch Wind.
Sinapis nigra D6 ist das passende homöopathische Arzneimittel, wenn sich Augen, Nase und Rachen brennend heiß anfühlen und der Patient häufig niesen muss. Dies kann auf eine Allergie hinweisen.
Pulsatilla D6 ist angezeigt, wenn das Augensekret eitrig-gelb ist, aber nicht wund macht, die Lider jucken, brennen, über Nacht verkleben und sich Ihr Kind ständig die Augen reibt. Wärme führt zu einer Verschlechterung des Zustands.
Bei starker Augenreizung durch Schnee, der so genannten Schneeblindheit, hilft Ihrem Kind **Aconitum D6 – 30**.

Suchen Sie sofort den Kinder- oder Augenarzt auf

- Wenn die Schmerzen sehr stark sind.
- Wenn sich innerhalb von zwölf Stunden keine Besserung zeigt.
- Wenn der Verdacht auf einen Fremdkörper im Auge besteht.
- Wenn eine leichte Entzündung nach drei Tagen nicht verschwunden ist oder die Entzündung oft wiederkehrt.

Gerstenkorn

Bei einem Gerstenkorn handelt es sich um eine räumlich begrenzte Entzündung am Lidrand des Auges.
Legen Sie in diesem Fall warme Kamillentee-Kompressen auf.

Staphisagria D12 ist das Arzneimittel, das in den meisten Fällen hilft. Handelt es sich um eine umschriebene oder ausgedehnte Lidrandentzündung mit honiggelben Absonderungen, geben Sie **Graphites D12**.

Bauchschmerzen

Jedes Kind hat früher oder später einmal Bauchweh. Je kleiner Ihr Kind ist, desto ernster müssen Sie Bauchschmerzen nehmen, denn der Verlauf ist manchmal kaum vorherzusehen. Bedenken Sie aber auch, dass kleine Kinder alle Schmerzen, die am Körperstamm auftreten, als Bauchschmerzen bezeichnen und auf den Nabel projizieren. Hier ist wieder Ihre Beobachtungsgabe gefragt: In welcher Situation treten die Schmerzen auf und wie verhält sich das Kind dabei? Was hat es gegessen? Wann hatte es zuletzt Stuhlgang? Bestehen weitere Krankheitszeichen, dann gehen Sie bitte sofort zum Arzt!

Sollte Ihr Kind bei Bauchschmerzen nach einer Wärmflasche verlangen, können Sie ihm ruhig eine geben. Wird die Wärmflasche jedoch abgelehnt oder führt sie zu einer Verschlimmerung, kann es sich um eine Blinddarmentzündung handeln. Ihr Kind muss dann ärztlich untersucht werden und darf keine warmen Anwendungen mehr erhalten.

Oft ein Zeichen für falsche Ernährung

Störungen im Magen-Darm-Bereich sind oft Zeichen einer falschen Ernährung. Sie kann für das Alter ungeeignet sein – vieles wird zu früh gegeben –, ebenso spielen Menge und Zusammensetzung der Nahrung eine Rolle. Ein andauerndes »Zuviel« führt zur chronischen Überlastung der Verdauungsorgane, einseitige Ernährung schwächt das Kind. Zu viel Zucker und Fett machen es träge und verändern die Darmflora, die für eine gute Abwehrfunktion äußerst wichtig ist. 70 Prozent des Immunsystems befinden sich im Darm. Das erklärt, warum viele Kinder z. B. bei Atemwegsinfekten über Bauchweh klagen. Die Darmlymphknoten arbeiten dann auf Hochtouren, was zu diffusen Schmerzen führen kann. Leichte Nahrung entlastet!

Bauchschmerzen können aber auch eine unmittelbare Reaktion auf ein schlechtes oder unverträgliches Nahrungsmittel sein. Dann versucht sich der Darm davon zu befreien. Unterstützen Sie ihn durch einen Einlauf mit leicht abführender Wirkung, es sei denn, Ihr Kind hat massiven Durchfall. Verabreichen Sie eine Salzlösung aus einem

Klistier – zwei gestrichene Teelöffel Salz auf einen halben Liter lauwarmes Wasser (siehe »Fieberhafter grippaler Infekt«, Seite 39). Der Einlauf sollte möglichst bald nach Auftreten der Bauchschmerzen durchgeführt werden. Die Wirkung ist meist äußerst positiv.
Beobachten Sie auch, ob Blut oder blutiger Schleim abgeht, und ob Ihr Kind nur ganz ruhig gehalten, aber keinesfalls bewegt werden oder sich selbst bewegen will und empfindlich auf Erschütterung reagiert. Wenn ja, fahren Sie bitte in die (Kinder-)Klinik, ebenso, wenn die Temperatur mäßig erhöht ist (um 38,5 °C).

Manchmal drückt etwas auf die Seele

Bauchschmerzen können immer auch psychische Ursachen haben (siehe hierzu auch »Drei-Monats-Koliken«, Seite 33, und Bauchwickel, Seite 26). Dies darf jedoch erst angenommen werden, wenn eine organische Ursache – das kann beispielsweise auch eine Nierenerkran-

Besonders Neugeborene und Säuglinge leiden häufig unter heftigem Bauchweh.

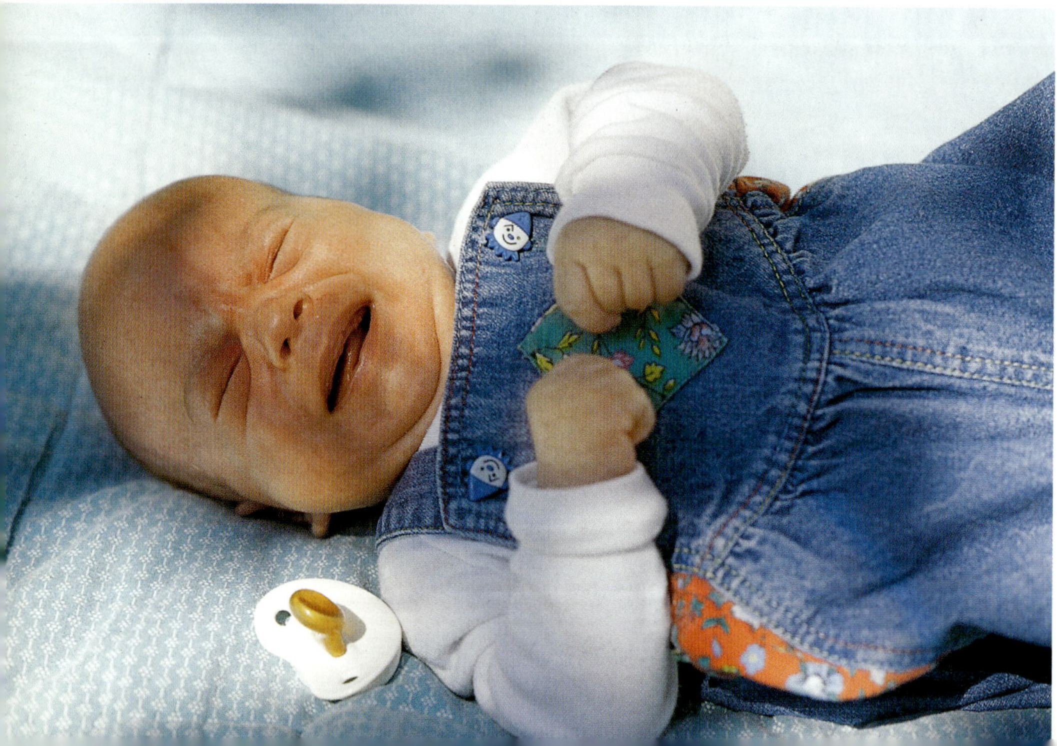

kung sein – mit Sicherheit auszuschließen ist. Auch psychosomatische Bauchschmerzen müssen Sie ernst nehmen und versuchen, die Ursache zu beseitigen.
Als »Bauchweh-Tee« hat sich in allen Fällen eine Mischung aus Kamillenblüten, Melissenblättern und Fenchelsamen zu gleichen Teilen bewährt; Zubereitung wie üblich.

Homöopathische Mittel bei Bauchschmerzen

Colocynthis D6 hilft bei kolikartigen, schneidenden Bauchschmerzen und Blähungen, die stoßweise auftreten. Eine Besserung erfolgt in Bauchlage, durch Druck auf den Bauch und durch Wärme. Größere Kinder krümmen sich zusammen. Das Mittel hilft auch bei Regelschmerzen in der Pubertät.
Chamomilla D6 ist das richtige homöopathische Arzneimittel bei überempfindlichen, wütend schreienden Säuglingen, die zwar nicht berührt, aber herumgetragen werden wollen. Größere Kinder wollen mit der Mutter spazieren gehen. Oft ist eine Wange rot und heiß. Eine Besserung bringen Nach-vorn-Beugen und Wärme.
Magnesium carbonicum D6 hilft Kindern mit trägem Verdauungssystem. Besonders nach der Milchmahlzeit haben sie Koliken und Schwitzen beim Schreien. Hierbei verströmen sie einen sauren Geruch.
Wenn das Bauchweh mit hohem Fieber, Erbrechen oder Durchfall einhergeht, kommen auch alle unter den folgenden Rubriken aufgeführten Arzneimittel infrage.

Erbrechen, Übelkeit

Erbrechen ist oft Folge eines Ernährungsfehlers. Es wurde ein verdorbenes oder verkeimtes Lebensmittel gegessen, oder der Magen wurde einfach überladen. Manchmal sind die Ursachen auch psychischer Art, hier sollte die Ursache ergründet und natürlich möglichst aus der Welt geschafft werden. Selten einmal kann Erbrechen auch Zeichen einer anderen schweren Erkrankung sein, z.B. Mittelohr- oder Hirnhautent-

Erbrechen selbst ist keine Krankheit, sondern eine Reaktion des Körpers darauf. Durch das Erbrechen will er sich von der krank machenden Nahrung befreien. Daher darf es nicht unterdrückt werden.

Geben Sie Kleinkindern und größeren Kindern einige Stunden nach dem letzten Erbrechen und nach ausschließlicher Tee-Ernährung ein kleines Stück gewaschene unbehandelte Zitronenschale zum Lutschen. Das gibt einen besseren Geschmack und beruhigt die Magennerven.

zündung. (Siehe außerdem auch »Reisen mit Kindern« ab Seite 102.) Als wichtigste Therapiemaßnahme sollte der Verdauungstrakt vorübergehend vollkommen entlastet werden. Das bedeutet Nulldiät mit löffelweiser Einnahme einer Elektrolytlösung. Selbstverständlich ist das nur vorübergehen möglich – je jünger das Kind, desto kürzer.

Erste Maßnahmen bei Säuglingen

Stillen Sie weiter, jedoch in kleinen Mengen. Dazwischen geben Sie löffelweise Elektrolytlösung. Nicht gestillte Säuglinge unter sechs Monaten erhalten die strenge Nahrungskarenz für zwei Stunden. Anschließend geben Sie die gewohnte Milch, zur Hälfte mit Elektrolytlösung verdünnt. Verträgt Ihr Kind dies nicht gut, geben Sie vorübergehend Reismilch (als Fertigprodukt im Naturkostladen/Reformhaus). Diese wird nur aus Reis hergestellt und schmeckt süßlich wie Muttermilch, enthält jedoch weniger Eiweiß und Fett. Daher kann sie als alleinige Nahrung höchstens drei Tage gegeben werden, wenn es nicht zu Mangelerscheinungen kommen soll.
Ist der Säugling Beikost gewohnt, können Sie auch Reis- oder Karottenschleim (als Fertigprodukt oder siehe »Durchfall«, Seite 64) dazugeben.

Die Ernährung langsam wieder aufbauen

Bei größeren Säuglingen beträgt die Nahrungskarenz drei bis vier Stunden. Beginnen Sie dann mit fettarmer Brühe mit Getreideflocken, Reis mit gekochten Karotten und geriebenem Apfel (siehe auch: »Rote Drachensuppe – Kochen für kranke Kinder«, Knaur Verlag).
Kleine und größere Kinder bekommen ausschließlich Tee. Erst einige Stunden nach dem letzten Erbrechen können Sie mit dem Nahrungsaufbau langsam beginnen: mit Tee, Zwieback und Salzstangen, geriebenem Apfel, Banane, Reis oder Kartoffeln mit Möhren oder Zucchini, mit wenig Salz und ohne Fett zubereitet.
Mitunter kommt es jedoch zu einem schweren, ständig wiederholten und scheinbar unstillbaren Erbrechen trotz Nahrungspause und Elektrolyttee. Oft kommen noch Durchfälle und Fieber dazu. Dadurch ver-

liert das Kind viel Wasser und Elektrolytee und verbraucht Zuckerreserven. Sie merken das an seinem Acetongeruch, der an Nagellackentferner erinnert. Um es gar nicht erst zu diesem gefährlichen Zustand kommen zu lassen, machen Sie Ihrem Kind rechtzeitig einen Einlauf mit körperwarmem Wasser oder Kamillentee, dem Sie einen gestrichenen Teelöffel Salz pro halbem Liter zusetzen. Die Menge des Einlaufs richtet sich nach dem Alter des Kindes (siehe »Fieberhafter grippaler Infekt«, Seite 39). Bei Bedarf können Sie den Einlauf nach zwei Stunden wiederholen.
Dadurch, dass Salz und Wasser über die Darmschleimhaut aufgenommen werden, wird der Teufelskreis des Erbrechens durchbrochen. Ihrem Kind geht es meist rasch besser.

Homöopathische Mittel bei Übelkeit und Erbrechen

Nux vomica D6 ist das passende Arzneimittel, wenn zu schwer, zu viel oder zu viel durcheinander gegessen wurde. Ihrem Kind ist übel, es klagt vielleicht über Bauchweh, es folgen häufiges Aufstoßen und Würgen, bis es zum Erbrechen kommt. Die Zunge ist gelblich belegt, Wärme und Ruhe bessern. Das Kind ist übersensibel und gereizt. Nux vomica hilft auch bei Übelkeit nach einer Narkose.
Verabreichen Sie **Ipecacuanha D6** – wenn die Übelkeit durch jede Bewegung schlimmer wird. Erbrechen verschafft keine Erleichterung. Nachts erbricht Ihr Kind am meisten. Die Zunge ist ohne Belag; es fließt reichlich Speichel.
Antimonium crudum D6 hilft bei Magenüberladung und Völlegefühl mit Erbrechen und wenn anschließend jegliche Nahrung und Flüssigkeit verweigert werden. Die Zunge ist dick weiß belegt; Verstopfung kann im Wechsel mit Durchfall auftreten. Das Kind ist auffallend reizbar und will nicht angefasst oder auch nur angeschaut werden. Wärme verschlechtert den Zustand.
Pulsatilla D6 hilft bei Erbrechen besonders nach Kuchen, Eis oder fetten Speisen, wobei die Übelkeit anhält. Ihr Kind ist weinerlich, anhänglich, mag nichts trinken, jedoch frische Luft. Der Stuhlgang ist jedes Mal anders.

Zeigen Ihre Maßnahmen keinen Erfolg und behält Ihr Kind keine Flüssigkeit bei sich, gehen Sie bitte sofort zum Arzt. Je kleiner das Kind ist, desto gefährlicher ist wiederholtes Erbrechen, da es sehr schnell zum Austrocknen und Entgleisen des Mineralstoffhaushaltes führen kann.

Durchfall

Wenn Säuglinge, die gestillt werden, sechsmal am Tag die Windel voll haben, so ist das normal und kein Durchfall. Wichtig ist die Stuhlbeschaffenheit. Solange sie gleich bleibend ist und Ihr Kind gut gedeiht, ist alles in Ordnung.

Durchfälle sind häufiger und anders als der gewohnte Stuhl: wässrigschleimig. Ursache sind meist Fehler in der Ernährung: einseitige oder zu üppige Mahlzeiten, ungeeignete Kombinationen, zu viel Apfelsaft, unverträgliche Nahrungsmittel. Haben Sie den Verdacht, dass eine Nahrungsmittelunverträglichkeit - besonders eine Mehlunverträglichkeit (Zöliakie) oder Kuhmilchintoleranz - besteht, sollten Sie dies unbedingt ärztlich abklären lassen und eine geeignete Diät besprechen.
Auch chronische kleine Ernährungsfehler wirken sich nachteilig aus, denn sie zerstören auf Dauer die Darmflora und schwächen so das Immunsystem. Wenn Ihr Kind an wiederholten Infektionen - nicht nur des Verdauungstraktes - leidet, reduzieren Sie Zucker, Weißmehl und tierische Fette zugunsten von Obst, Gemüse und Vollkornprodukten, und halten Sie die Diätvorschriften Ihres Arztes ein. Spezielle Enzymdefekte sind selten; sie muss der Arzt abklären und behandeln.

Wichtig: Verlorene Flüssigkeit ersetzen!

Die wichtigste Maßnahme bei Durchfall ist eine Diät, mit der die ausgeschiedene Flüssigkeit ersetzt und gleichzeitig der Darm entlastet wird. Geben Sie Ihrem kranken Kind zunächst einmal für zwei bis sechs Stunden nichts zu essen. Die Tees im nebenstehenden Kasten versorgen Ihr Kind für diese Zeit optimal.
Ideal wäre es, Ihr Baby zu Beginn und im Verlauf von Magen-Darm-Erkrankungen zu wiegen, um den Flüssigkeitsverlust besser abschätzen zu können. Bei anhaltendem Durchfall und schlappem Kind sind das mindestens 50 ml pro Kilogramm Körpergewicht, also etwa 270 ml bei Vierteljährigen, 350 ml bei Halbjährigen und 550 ml bei Einjährigen. Diese Menge müssen Sie in den nächsten sechs Stunden allmählich ersetzen. Da bei längerem Durchfall außer Wasser auch wichtige Mineralien verloren gehen und beides nur in Verbindung mit Traubenzucker aufgenommen werden kann, müssen diese Stoffe im richtigen Verhältnis zugeführt werden. Hierfür sind am besten fertige Zucker-Salz-Mischungen geeignet (Glucose-Elektrolyt-Lösung speziell für Kinder aus der Apotheke), für Säuglinge ab dem vierten Monat auch Lösungen,

die größere Kohlenhydratmoleküle enthalten und die so erst langsam zu Zucker abgebaut werden (z.B. Reisschleimelektrolyt, RES 55 oder ORS 200 Karottenreisschleim).
Sehr bewährt ist Karottensuppe, da sie nicht nur nährt, sondern auch entgiftet. Hierfür kochen Sie 500 g gewaschene Karotten in einem Liter Wasser für eine bis eineinhalb Stunden. Pürieren Sie die Suppe, füllen Sie sie bei Bedarf wieder auf einen Liter auf, und geben Sie drei Gramm Kochsalz (knapp ein gestrichener Teelöffel) dazu.

Auch Durchfall ist eine Abwehrreaktion, um die krank machenden Keime – meist Viren – wieder loszuwerden. Daher darf er besonders zu Beginn nicht unterdrückt werden.

Durchfall-Tees

- Beginnen Sie bei auftretendem Durchfall mit leicht gesüßtem Tee aus Brombeer- und/oder Mäusekleeblättern mit einer kleinen Prise Salz.
- Wirksam ist auch ein Tee aus getrockneten Heidelbeeren, für den Sie 1 EL Beeren mit 1/4 l kaltem Wasser ansetzen, zehn Minuten köcheln lassen und dann abseihen. Vorsicht: Dieser Tee ist stark färbend!
- Sehr bewährt und auch im Urlaub leicht zu handhaben ist **Bolus alba comp.**, WALA. Lösen Sie 2 gestrichene TL Pulver in einer Tasse Wasser oder Tee auf und geben Sie alle 30 Minuten 1 TL davon.

So kommt der Darm wieder in Ordnung

Gestillte Säuglinge erhalten alle zwei Stunden eine kleine Portion Muttermilch, dazwischen teelöffelweise Elektrolytlösung. Ab dem sechsten Monat bekommen sie nach sechs Stunden zusätzlich (Karotten-)Reisschleim. Sind sie bereits Beikost gewohnt, erfolgt der Nahrungsaufbau wie unten beschrieben.
Nicht gestillte Säuglinge bis vier Monate erhalten je nach Alter für zwei bis sechs Stunden nur Elektrolytlösung, und zwar innerhalb von sechs Stunden etwa die Menge, die dem Gewichtsverlust entspricht. Anschließend bekommen sie ihre gewohnte Milchnahrung: zuerst mit zwei Teilen Elektrolytlösung, dann zu gleichen Teilen verdünnt. Wird das gut vertragen, geben Sie zwei Teile Milch plus einen Teil Wasser. Ansonsten können Sie vorübergehend auf Reismilch ausweichen.

Bedenken Sie: Langsam geht's schneller. Also lieber noch einen halben Tag warten, als bei einem Rückfall von vorn beginnen!

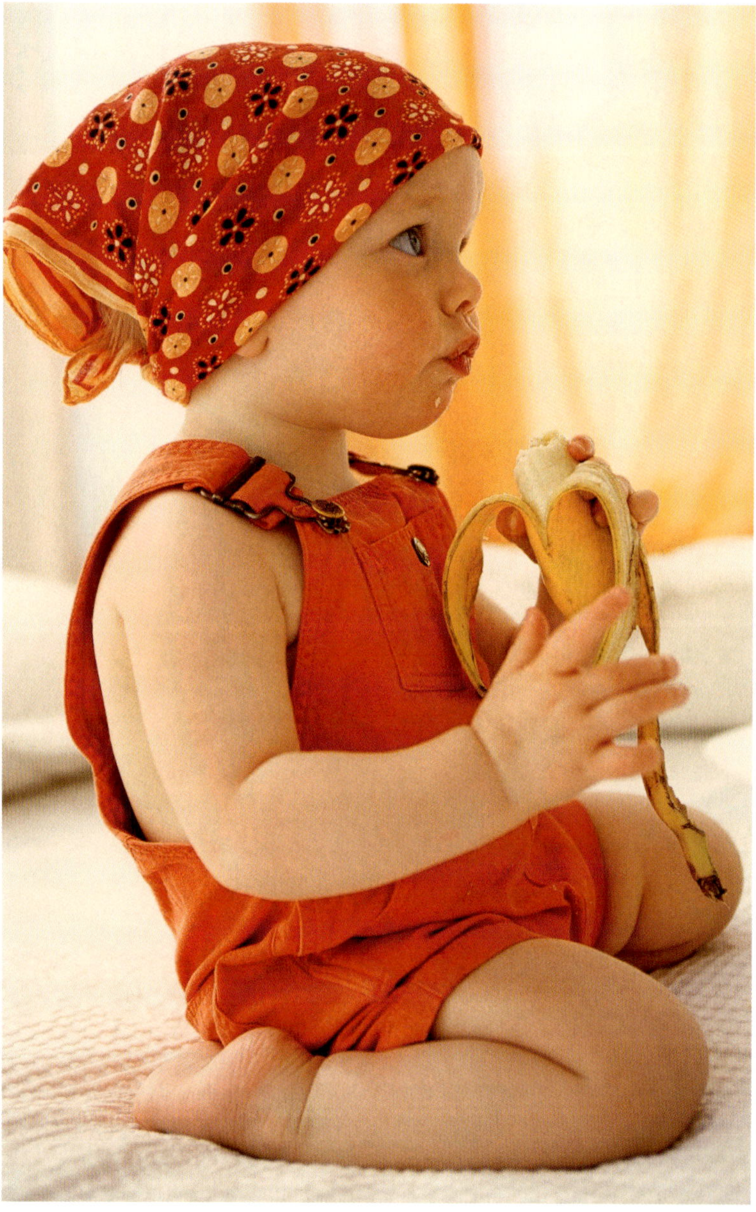

Ein vorsichtiger, langsamer Nahrungsaufbau hilft, Rückfälle zu vermeiden.

Babys ab vier Monaten erhalten für sechs Stunden Elektrolytlösung und/oder (Karotten-)Reisschleim, danach auch verdünnte Milch und nach einem halben Tag zusätzlich Karottensuppe oder pures Karottengläschen. Als Nächstes können Sie rohen, geriebenen Apfel geben, später auch etwas zerdrückte Banane. Nach einem Tag können Sie Reis, Zucchini und zerdrückte Kartoffeln anbieten.
Kinder ab 15 Monaten sollten für einige Tage komplett auf Milch und Zucker verzichten. Geben Sie Elektrolytlösung, Kamillentee mit Zwieback und Karottensuppe, am zweiten und dritten Tag Apfel, Banane, Reis oder Kartoffelbrei (ohne Milch und Fett) mit Möhren oder Zucchini oder Nudelsuppe. Ab dem vierten Tag ist meist wieder leichte Normalkost möglich.

Sprechen Sie bei Durchfall mit dem Kinderarzt

- **Sofort**, wenn Ihr Kind jünger als ein halbes Jahr ist.
- Wenn dem Stuhl Blut beigemengt ist.
- Wenn das Kind sich weigert zu trinken oder wenn es sehr erschöpft ist.
- **Nach einem Tag**, wenn Ihr Kind jünger als ein Jahr ist.
- **Spätestens nach zwei Tagen**, wenn keine deutliche Besserung eintritt.
- **Immer**, wenn Sie merken, dass das Kind nur wenig Urin ausscheidet.

Homöopathische Mittel, die bei Durchfall helfen

Veratrum album D6 ist das passende Arzneimittel, wenn wässriger Durchfall und Erbrechen gleichzeitig auftreten und mit einer Kreislaufschwäche, manchmal auch mit Wadenkrämpfen einhergehen. Der Patient ist blass, hat kalten Schweiß auf der Stirn, verlangt nach Saurem und lehnt alles Kalte ab.
Podophyllum D4 geben Sie bei reichlichem, explosivem Durchfall, dem Übelkeit, krampfartige Schmerzen und lautes Gurgeln vorausgehen. Der Stuhl ist wässrig oder zähflüssig, hell und stinkt faulig. Nach der Entleerung kommt im Bauch ein Gefühl von Leere und Elendigkeit auf. Es kann zu einem Ausstülpen der Mastdarmschleimhaut kommen.

Tipp:
Veratrum album D6 immer in den Urlaub mitnehmen und bei schweren akuten Brechdurchfällen im Wechsel mit **Ipecacuanha D6** geben!

Unterstützend bei Durchfall und danach wirken Präparate, welche die gesunde Darmflora fördern, beispielsweise **Perenterol** oder **Omniflora** aus der Apotheke.

Okoubaka D4 hilft bei Problemen durch ungewohnte Nahrung oder Durchfall infolge verdorbener Speisen. Auch dieses Mittel gehört in die Reiseapotheke. Es hilft ebenfalls bei Verdauungsstörungen, die mit jeglichen anderen Krankheiten einhergehen.

Arsenicum album D6 wählen Sie bei dünnen, schleimigen, unverdauten, spritzenden Stühlen, die übel riechen, die umgebende Haut stark reizen (Windeldermatitis) und die gleichzeitig mit Erbrechen einhergehen können. Der kleine Patient ist erschöpft, aber trotzdem ängstlich und unruhig und hat großes Verlangen nach häufigen, kleinen Schlucken Wasser. Alles Kalte verschlimmert seinen Zustand.

Chamomilla D6 wirkt bei grünlichen Durchfällen, die wie gehackter Spinat aussehen, welche mit übel (wie faule Eier) riechenden, schmerzhaften Blähungen einhergehen. Ihr Kind ist unleidig und wütend, vor allem zur Zeit des Zahnens. Wärme bessert den Zustand.

Rheum D6 ist das Mittel der Wahl, wenn die Stühle, die Schweiße (reichlich, besonders am Kopf) und das ganze Kind sauer riechen. Die Durchfälle sind schaumig-breiig, und bei der Entleerung treten schmerzhafte Bauchkrämpfe auf. Der Patient ist ruhelos und jammert. Häufige Auslöser sind unreifes Obst und Zahnung.

Argentum nitricum D6 sollten Sie Ihrem Kind verabreichen, wenn der Durchfall durch Aufregung, beispielsweise Prüfungsangst, bedingt ist, wenn er durch ein Übermaß an Süßigkeiten ausgelöst wurde oder durch Nahrungsumstellung, insbesondere beim Abstillen. Das Kind muss dann oft aufstoßen, hat Blähungen und spritzende Stühle.

Verstopfung

Eine Verstopfung hat zwei mögliche Hauptursachen: die Ernährung und die Psyche. Kleinkinder, besonders Schulkinder halten oft ihren Stuhl zurück, weil sie keine Zeit haben, zur Toilette zu gehen. Dadurch wird der Stuhl hart und die Entleerung schmerzhaft. Der Stuhl wird infolge dessen erst recht zurückgehalten, und es kommt zu Bauchschmerzen.

Diesen Teufelskreis kann man oft nur durch einen Einlauf durchbrechen. Das sollte aber die Ausnahme bleiben. Ermuntern Sie Ihr Kind zu einem regelmäßigen Toilettengang täglich um die gleiche Zeit in aller Ruhe, und achten Sie auf eine faserreiche Ernährung.

Wichtig: Flüssigkeit und Ballaststoffe

Bei der Neigung zu Durchfällen sind ausreichende Flüssigkeitszufuhr (ohne Zucker) sowie eine ballaststoffreiche Ernährung wesentlich. Geben Sie Ihrem Kind als Zwischenmahlzeit frisches Obst und vor jeder Hauptmahlzeit rohes Gemüse (z.B. ein Stück Karotte oder Kohlrabi) oder Obst. Ab sechs Monaten sind hierfür eine rohe, geriebene Birne oder pürierte frische Heidelbeeren geeignet, ersatzweise in Wasser eingeweichte Pflaumen, Feigen oder Datteln. Verwenden Sie möglichst viele Vollkornprodukte. Sehr beliebt ist Vollkorn-Knäckebrot.
Beachten Sie, dass Haferflocken und Gerstenmehl bzw. -flocken eine eher abführende Wirkung haben. Ersetzen Sie aus diesem Grunde auch Bananen durch Birnen.
Zu Verstopfung neigende »Flaschenkinder« erhalten zwischendurch etwas Tee mit einem Teelöffel Milchzucker oder mit zwei Teelöffeln Malzsuppenextrakt oder Haferschleim ins Milchfläschchen. Klein- und Schulkinder bekommen vorübergehend jeden Abend einen bis zwei gehäufte Teelöffel Leinsamen (geschrotet, Apotheke) und einen Teelöffel Milchzucker in etwas Saft. Dadurch wird der Stuhl weicher und voluminöser und die Darmpassage beschleunigt. Ihr Kind muss jedoch unbedingt ein Glas Flüssigkeit danach trinken. Fettes Fleisch und Wurst sollen gemieden werden.
Ist die Verstopfung zu einem Problem geworden, eventuell mit schmerzhaften (inneren) Einrissen, machen Sie zwei bis drei Tage lang Einläufe und geben anschließend zehn Tage je ein Zäpfchen **Mercuralis comp.** (Wala). Besteht das Problem länger, ist eine Konstitutionsbehandlung durch den Kinderarzt nötig.

Bei Kleinkindern, die zu Verstopfung neigen, überlegen Sie bitte, ob Sie nicht einen zu frühen oder zu großen Druck ausüben in puncto Sauberwerden. Einen Teil von sich herzugeben setzt eine gewisse Reife voraus und kann nur ohne Zwang funktionieren.

So behandeln Sie mit homöopathischen Mitteln

Sanicula D6 hilft in akuten Fällen bei sehr schlanken und gleichzeitig starrköpfigen Kindern mit trägem Darm. Der Bauch kann aufgetrieben sein. Der Stuhl besteht aus großen harten Brocken, die oft, nachdem sie schon den halben Weg zurückgelegt haben, wieder zurückschlüpfen, sodass, wenn überhaupt, nur ein Teil entleert werden kann.

Nux vomica D6 ist das Mittel der Wahl bei Kindern, die zwar einen Stuhldrang verspüren, aber trotz Bemühens nur wenige harte Kotkügelchen ausscheiden können. Diese Kinder sind meist sehr schlank und haben einen schwierigen Charakter.

Wenn Sie Ihr Baby stillen und es hat nur alle sechs Tage Stuhlgang, so ist das ganz normal – genauso wie sechsmal täglich.

Alumina D12 ist angezeigt, wenn das Kind keinen Stuhldrang verspürt. Der Stuhl ist meist hart, schleimbedeckt und kleinkugelig. Aber auch weicher, meist zähklebriger Stuhl kann nur schwer ausgeschieden werden. Haut und Schleimhäute des Patienten sind trocken.

Eine Gabe **Opium D30** pro Woche ist angezeigt, wenn Ihr Kind unter einem trägen Darm und fehlendem Stuhldrang leidet. Die seltenen Entleerungen bestehen aus dunklen, harten Kügelchen. Auslösende Ursache sind hier häufig Schreck oder eine Operation.

Ist der Stuhlgang Ihres gestillten Säuglings auffallend selten, wenig und trocken, sollten Sie prüfen, ob ein Milchmangel besteht. Sonst hilft meist **Calcium carbonicum D12**, besonders wohl genährten Babys. Einrisse am Anus (Rhagaden) behandeln Sie mit Calendula-Salbe.

Suchen Sie den Kinderarzt auf

- Wenn Ihr Kind starke Schmerzen hat.
- Wenn die Verstopfung chronisch ist und durch die genannten Maßnahmen keine Besserung eintritt.
- Wenn der Stuhl auffallend hell, sehr dunkel oder blutig ist.

Erkrankungen der Harnwege

Insbesondere bei kleinen Mädchen kommt es oft zu manchmal unerkannten Blasenentzündungen, die sich nur in Form von unklaren Bauchschmerzen, Müdigkeit, Appetitlosigkeit und meist auch Blässe äußern. Daher muss bei dieser Symptomatik unbedingt eine ärztliche Urinkontrolle erfolgen.

Größere Kinder äußern meist Schmerzen oder Brennen beim Wasserlassen und/oder krampfartige Schmerzen in der Blasengegend. Der Urin kann normal erscheinen, aber auch trüb oder blutig sein.
Krankheitserreger sind meist Kolibakterien, die den kurzen Weg vom Anus zur Harnröhre leicht schaffen, insbesondere bei schlechter Hygiene. Daher sollte man kleinen Mädchen beibringen, sich nach dem Wasserlassen und vor allem nach der Stuhlentleerung immer von vorn nach hinten zu säubern. Bei einem äußeren Auslöser, wie beispielsweise einer Verkühlung, nachdem auf kalten Steinen gesessen wurde, steigen die Keime auf und bewirken eine Entzündung der Blase. Die eigentliche Ursache ist auch hier eine individuelle Krankheitsbereitschaft, also ein möglicherweise vorher schon geschwächtes Immunsystem. In seltenen Fällen können anatomische Besonderheiten oder Fehlbildungen vorliegen.

Bei Blasenreizung: Füße warm halten und viel trinken!

Bereiten Sie Ihrem Kind bei den ersten Anzeichen einer Blasenreizung ein ansteigendes Fußbad (siehe »Die drei ›W‹«, Seite 28). Gönnen Sie dem kleinen Patienten Ruhe, und lassen Sie ihn so viel wie möglich trinken – egal was (Fruchtsäfte nur stark verdünnt, sonst reizend!). Ideal ist ein Tee aus Brennnessel- und Birkenblättern, Kamillenblüten und Ackerschachtelhalm, zu gleichen Teilen gemischt.
Größeren Kindern kann man eventl. schon den sehr bitteren aber hochwirksamen Bärentraubenblättertee zumuten. Hierfür wird ein gehäufter Teelöffel Blätter mit einem halben Liter kalten Wasser angesetzt. Nach acht bis zwölf Stunden wird das Ganze abgeseiht, der Tee leicht angewärmt und mit Honig gesüßt. Drei Tassen davon sollen über den Tag verteilt getrunken werden.
Angenehm wärmend und lindernd wirkt ein Kartoffelwickel. Hierfür wickeln Sie eine frisch gekochte, leicht abgekühlte Kartoffel in ein Tuch, zerdrücken sie und legen dieses Päckchen auf die Blasengegend – so warm, wie es gerade noch akzeptabel ist. Dieser Wickel sollte mindestens eine halbe Stunde liegen bleiben und kann durch eine Wärmflasche noch verstärkt werden.

An eine Harnwegsentzündung sollte bei jedem länger anhaltenden Fieber unklarer Ursache gedacht und diese durch eine Urinuntersuchung ausgeschlossen werden.

Noch intensiver wirkt eine warme Kompresse, die mit zehnprozentigem Eukalyptusöl getränkt ist. Dieser »Öllappen« wird zwischen zwei Wärmflaschen erwärmt, aufgelegt, abgedeckt und durch eine Wärmflasche verstärkt. Er kann mehrere Stunden oder auch über Nacht liegen bleiben, wenn dies als angenehm empfunden wird.
Achten Sie auf eine vollwertige, zuckerarme Ernährung Ihres Kindes. Dies ist bei wiederkehrenden Infektionen besonders wichtig.

Blasenentzündung: Gehen Sie mit Ihrem Kind zum Arzt

- Wenn die Blasenentzündung zum ersten Mal auftritt.
- Wenn nach 24 Stunden keine Besserung eingetreten ist.
- Wenn Ihr Kind Fieber hat.
- Wenn starke Schmerzen bestehen.
- Wenn eine Halsentzündung vorausgegangen ist.
- Wenn Ihr Kind jünger als drei Jahre ist.
- Wenn Ihr Kind in einem schlechten Allgemeinzustand ist.

Bei immer wieder auftretenden Infektionen sollte auch die Darmflora durch den Kinderarzt untersucht und gegebenenfalls eine Symbioselenkung durchgeführt werden.

Diese homöopathischen Mittel helfen der Blase

Unterstützend wirkt **Cantharis D6**, wenn starke brennende Schmerzen vor, während und nach dem Wasserlassen bestehen. Es werden häufig sehr kleine Mengen entleert.
Sarsaparilla D6 hilft bei den gleichen Beschwerden wie Cantharis, das Kind hat jedoch besonders starke Schmerzen am Ende des Wasserlassens (schreit aber oft schon vorher).
Dulcamara D6 ist das passende homöopathische Arzneimittel für Ihr Kind, wenn zu den oben beschriebenen Beschwerden ein ständiger Harndrang hinzukommt. Der Urin kann übel riechen und trüb sein. Dieses Mittel ist immer dann gut geeignet, wenn Nässe und Kälte die Blasenentzündung ausgelöst haben.
Geben Sie **Pulsatilla D6** bei häufigem Harndrang, der so plötzlich sein kann, dass der Urin unwillkürlich abgeht. Schmerzen bestehen vor bis

nach dem Wasserlassen. Häufig haben kalte Füße die Entzündung ausgelöst. Der Patient jammert und will getröstet werden. Typisch sind sich ständig verändernde Symptome.
Sind die Symptome unklar oder sind keine typischen Schmerzen vorhanden, dann geben Sie **Thuja comp.** (Weleda), fünfmal täglich eine Messerspitze des Pulvers oder, bei Brennen, **Cantharis comp. Globuli** Wala, drei bis fünf Gaben täglich.

Erkrankungen der Genitalien

Ist das Genital Ihres Kindes entzündlich gerötet, so machen Sie Sitzbäder mit Kamillentee, bei einer ausgeprägten, nässenden Entzündung mit Eichenrindenessenz. Vermeiden Sie jegliche Manipulation, insbesondere bei kleinen Jungen. Die Vorhaut braucht und darf noch nicht zurückgeschoben werden, denn dadurch kommt es zu winzigen Einrissen und durch die Narbenbildung zu einer Verengung.
Geben Sie folgende Arzneimittel unabhängig vom Geschlecht des Kindes:
Belladonna D6 bei plötzlichem Beginn, trockenen Schleimhäuten, starken brennenden Schmerzen, Rötung und Schwellung.
Mercurius solubilis D12 bei starker Entzündung mit übel riechenden Absonderungen und Schwellung der Leistenlymphknoten.
Cantharis D6 hilft bei starker Rötung und starken, brennenden Schmerzen, besonders beim Wasserlassen, und auch bei Juckreiz.
Jacuranda D6 ist das Mittel der Wahl bei einer Entzündung der Eichel mit Eiter unter der Vorhaut.
Mädchen hilft **Kreosotum D6** bei einer juckenden Entzündung mit Schwellung und einer weißlichen, wund machenden Absonderung und Brennen beim Wasserlassen.

Wenn die Beschwerden sich nicht innerhalb eines Tages bessern, oder wenn Ihr Kind wiederholt unter Entzündungen der Genitalien leidet, sprechen Sie bitte mit Ihrem Kinderarzt.

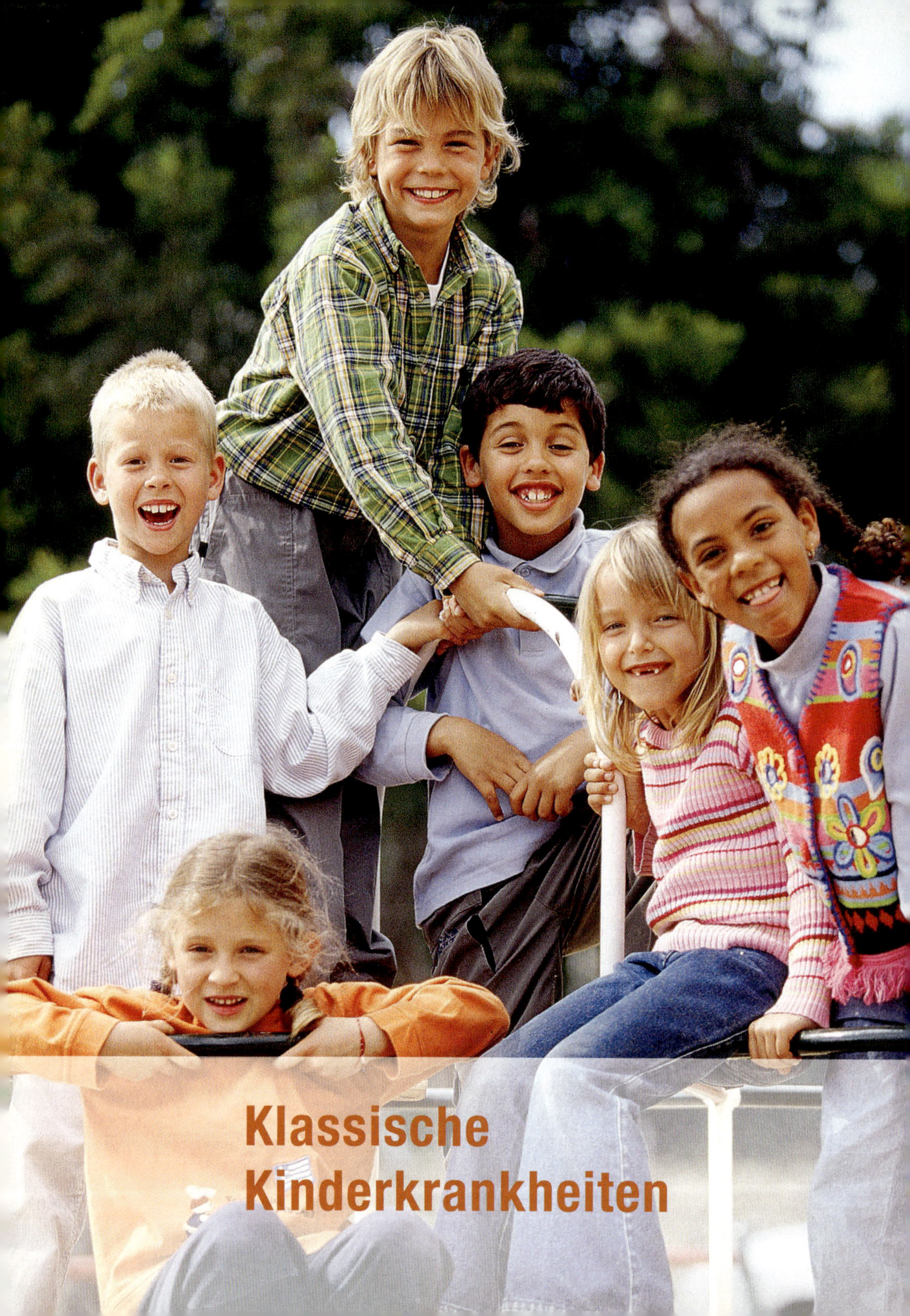

Klassische Kinderkrankheiten

Warum Kinderkrankheiten wichtig sind

Für Kinderkrankheiten charakteristisch ist ein typischer, vorhersehbarer Verlauf. Die Krankheitszeichen spiegeln eine Auseinandersetzung des Organismus mit dem Erreger oder dem ausgeschiedenen Gift und sind somit Teil des Heilungsprozesses. Dieser beinhaltet aber auch Abbau- und Ausscheidungsprozesse, sodass in der Rekonvaleszenz ein Neuaufbau stattfinden kann. Die Genesung geht also über eine Heilung hinaus, denn das Kind entwickelt damit neue Fähigkeiten – was sein Immunsystem, aber auch was seine seelisch-geistige Entwicklung betrifft.

Probleme entstehen fast nur, wenn die Kinderkrankheiten zu früh – während der Schwangerschaft oder im frühen Säuglingsalter – oder zu spät auftreten. Oder wenn sie hinsichtlich der erforderlichen Maßnahmen, z. B. Bettruhe, nicht ausreichend ernst genommen werden.

Drei-Tage-Fieber

Diese harmlose Erkrankung betrifft fast nur Kinder im Alter zwischen sechs Monaten und drei Jahren und ist die häufigste Ursache für einen Ausschlag in den ersten beiden Lebensjahren. Urplötzlich tritt hohes Fieber (um 40 °C) auf, das ohne weitere Krankheitszeichen drei bis fünf Tage bestehen bleibt. Trotz des hohen Fiebers geht es den Kindern meist relativ gut. Nur selten kommt eine leichte Halsentzündung oder Schnupfen hinzu. Nach dem plötzlichen Verschwinden des Fiebers tritt, besonders am Körper und im Nacken, ein kleinfleckiges, 1–5 mm großes, hellrotes Exanthem auf, das jedoch nur wenige Stunden bis zwei Tage bestehen bleibt und deshalb oft übersehen wird. Der Übeltäter heißt humanes Herpesvirus Typ 6 und wird durch Tröpfchen Erkrankter oder den Speichel gesunder Virusträger übertragen. Nur wenige Infizierte erkranken auch.

Es ist wichtig, andere Krankheiten auszuschließen. Sonst ist nur Bettruhe erforderlich, bei großer Schwäche auch ein Einlauf.

Aufgrund des schnell ansteigenden, hohen Fiebers dürften zu Beginn am häufigsten **Aconitum D6** und **Ferrum phosphoricum D6** angezeigt sein, bei konstant hohem Fieber und übererregbarem Kind geben Sie **Belladonna D6**, 15 Tropfen in einem halben Glas Wasser, stündlich ein Teelöffel. Leidet Ihr Kind unter starken Kopfschmerzen und hat der Arzt eine Meningitis ausgeschlossen, so können **Apis D6** und **Bryonia D6** lindern, die sie stündlich im Wechsel geben.

Keuchhusten

Entscheidend für die Schwere des Verlaufs ist Ihr Verhalten. Machen Sie sich bewusst, dass die Hustenanfälle nicht zum Ersticken führen, und zeigen Sie keine Angst. Dies würde beim Kind Angst auslösen und die Hustenanfälle verschlimmern. Am leichtesten verlaufen die Hustenanfälle, wenn Sie Ihr Kind dabei in Ruhe lassen.

Dem typischen Keuchhusten geht ein so genanntes katarrhalisches Stadium mit uncharakteristischem Husten voraus, das sich nicht von einem grippalen Infekt unterscheidet. Erst nach ein bis zwei Wochen entwickeln sich allmählich die typischen Hustenanfälle mit vielen kurzen, unmittelbar aufeinander folgenden Hustenstößen (Stadium convulsivum). Meist wird dabei die Zunge herausgestreckt, und das Gesicht läuft intensiv rot an. Nach dem plötzlichen Ende der Hustenstöße wird ein zäher, glasiger (später auch gelber) Schleim ausgestoßen, wobei es oft zum Erbrechen kommt.

Zwischen den Hustenanfällen macht das Kind meist einen relativ gesunden Eindruck, normalerweise ohne Fieber. Die Hustenanfälle können durch Temperaturwechsel, Essen, Trinken und psychische Faktoren ausgelöst werden. Im Stadium decrementi klingen die Anfälle langsam wieder ab. Ein Klimawechsel kann jetzt hilfreich sein.

Auslöser der Krankheit ist das Stäbchenbakterium Bordetella pertussis, das durch Hustentröpfchen übertragen wird. Es vermehrt sich auf den Schleimhäuten und setzt Gifte (Toxine) frei. Diese schädigen die oberste Zellschicht, führen zu einer Entzündungsreaktion (dadurch zu einer Verdickung, Verengung und Reizung der Atemwege) und Schleimbildung. Außerdem besteht eine mehr oder weniger ausgeprägte lähmende Wirkung auf das Zentralnervensystem.

Die größte Ansteckungsgefahr besteht während des unauffälligen Katarrhalstadiums, das sich ein bis zwei Wochen nach der Ansteckung entwickelt.

Der eigentliche Keuchhusten dauert drei bis vier Wochen, selten kürzer oder bis zu sechs Wochen. In der Folge besteht eine langjährige – aber nicht lebenslange! – Immunität. Wenn beim nächsten Infekt ähnliche Hustenanfälle auftreten, so ist das lediglich ein »Erinnerungshusten«.

An Komplikationen kann es zu Lungenentzündung, Mittelohrentzündung oder einer Gehirnreizung kommen, heutzutage aber ist dies glücklicherweise sehr selten der Fall. Lediglich Säuglinge müssen umgehend in stationäre Behandlung. Bei ihnen kann anstatt des Hustens eine gefährliche Atempause auftreten.

So behandeln Sie den Keuchhusten

Bei Neigung zum Erbrechen sind häufige kleine Trinkmengen und häufige kleine leichte Mahlzeiten mit viel Obst und Gemüse von Vorteil. Die allgemeinen Maßnahmen und die homöopathische Behandlung entsprechen denen bei Husten und Bronchitis (siehe Seite 51). Besonders bewährt haben sich heiße Brustwickel mit Zitronensaft, unterstützt durch Wärmflaschen am Abend (siehe »Die drei ›W‹«, Seite 25).

Das richtige Mittel lindert und verkürzt die Krankheit

Die homöopathische Behandlung bei Keuchhusten sollte am besten von einem Fachmann begleitet werden.

Drosera D6 ist das wichtigste Keuchhustenmittel. Es hilft bei bellendem, hartem, trockenem Reizhusten, der sehr quälend ist. Nasenbluten, Erbrechen oder blutiger Schleim sind häufig. Am schlimmsten sind die Hustenanfälle zwischen Mitternacht und zwei Uhr morgens.

Ipecacuanha D6 hilft bei trockenem Husten mit viel schwer aushustbarem Schleim in der Lunge und Brechwürgen. Die Zunge ist nicht belegt. Ihr Kind macht sich steif, ist blass und kann mit kaltem Schweiß bedeckt sein. Nach einem Anfall ist es kurzzeitig erschöpft.

Coccus cacti D4 wirkt bei Rasseln und heftigen Hustensalven. Viel heller, fadenziehender Schleim läuft aus dem Mund. Am schlimmsten ist der Husten beim Aufwachen und kurz vor Mitternacht.

Corallium rubrum D4 ist angezeigt, wenn der Husten ähnlich wie bei Coccus auftritt. Das Kind schnappt jedoch schon vor dem Anfall nach Luft, und sein Gesicht ist dunkelrot. Es kommt zu Nasenbluten; fadenziehender Schleim bildet sich. Der Patient ist erschöpft.

Arnica D6 hilft, wenn das Kind schon vor dem Anfall und auch hinterher weint. Es ist erschöpft; beim Anfall läuft das Gesicht dunkelrot an. Es kann zu blutigem Auswurf und zu Nasenbluten kommen. Am schlimmsten wird alles nachts (vor Mitternacht) und durch Bewegung.

Bei **Cuprum metallicum D6** sind die Anfälle schwer und lang andauernd, mit langen Pausen dazwischen. Das Gesicht wird blau. Nach dem Anfall kommt es zu Erbrechen und Erschöpfung. Es können Krämpfe auftreten. Schlimmer wird es nachts. Kaltes Trinken bessert.

Bei Säuglingen kann **Antimonium tartaricum D6** zur Unterstützung der zentralen Atemregulation immer dazugegeben werden. Wenn Ihr Säugling unter schwerer Atemnot leidet, Fieber und Krampfanfälle hat, sofort den Arzt verständigen!

Antimonium tartaricum D6 hilft, wenn der Husten zu einem Erstickungsgefühl führt, sodass sich der Patient aufsetzen muss. Die Stirn ist schweißig. Der laut rasselnde Schleim in den Bronchien kann kaum abgehustet werden. Das Kind ist sehr geschwächt und hat eine belegte Zunge. Nach Mitternacht ist der Husten am schlimmsten.

Masern

Ist die Mutter nicht ausreichend immunisiert, sind auch Ungeborene im Bauch gefährdet. Im schlimmsten Fall kann es zur Fehl- oder Totgeburt kommen.

Die Masernerkrankung ist für das Immunsystem und die psychische Entwicklung eines Kindes sehr wichtig, auch wenn – oder gerade weil – es dabei einige Tage sehr krank ist und viel Pflege braucht.

Masern verlaufen in zwei Phasen. Nach einer Inkubationszeit von neun bis zwölf Tagen kommt es zu einem leichten Fieber mit Schnupfen, Husten und einer Bindehautentzündung mit geröteten, tränenden Augen und Lichtscheu. An der Wangenschleimhaut sind oft kleine weiße Flecken zu sehen. Das Fieber sinkt dann wieder, um nach etwa drei Tagen (Tag zwölf bis 15) erneut deutlich anzusteigen. Gleichzeitig tritt der Ausschlag (Exanthem) auf. Er beginnt hinter den Ohren und am Kopf und breitet sich nach unten aus, wobei die Handflächen und Fußsohlen ausgespart bleiben. Der Ausschlag besteht aus drei bis fünf mm großen erhabenen hellroten Flecken, die mit der Zeit zusammenlaufen und sich dunkelrot verfärben. Jetzt ist das Kind richtig krank, schlapp und appetitlos. Es hustet und alles fließt: die Tränen und der Schnupfen. Die Lymphknoten sind geschwollen; manchmal kommt es zu Durchfall. Nach drei bis fünf Tagen bilden sich die Symptome zurück, lediglich bräunliche Flecken können noch bis zu zwei Wochen sichtbar bleiben.

Erreger ist das Masernvirus (Morbillivirus), das sehr ansteckend ist und auch durch die Luft innerhalb eines Zimmers übertragen werden kann, nicht jedoch über Gegenstände und Kontaktpersonen. Ansteckend sind die Masern von der ersten Krankheitsphase an bis ein bis zwei Tage nach Auftreten des Ausschlags.

Komplikationen sind bei Kindern unter sieben Jahren selten – gelegentlich kommt es zu einer Ohrenentzündung. Bei Jugendlichen und Erwachsenen kann es jedoch zur Lungen- oder Hirnentzündung kommen.

Ihr Kind soll richtig »aufblühen«

Ihr Sprössling muss ab Krankheitsbeginn zu Hause bleiben. Bei Fieber und einen Tag danach ist Bettruhe angezeigt. Das Kind muss unbedingt warm gehalten und das Fieber darf nicht gesenkt werden, denn nur auf diese Weise kann die Krankheit überwunden werden. Ein Einlauf (Kamillentee mit Salz, siehe S. 63) in der Zeit des Fieberanstiegs und bei anhaltend hohem Fieber wirkt Temperaturspitzen entgegen und stützt den Kreislauf.

Wie immer bei Ausschlag sollten Sie auch bei Masern von Wickeln absehen. Es ist wichtig, dass sich der Ausschlag richtig entwickelt, da sonst erfahrungsgemäß eher Komplikationen auftreten. Sollte er nur sehr zögerlich und schwach erscheinen, so nehmen Sie ein großes T-Shirt, tauchen es in kühles Salzwasser – zwei Esslöffel Salz auf zwei Liter Wasser –, wringen es gut aus und ziehen es Ihrem entkleideten Kind in einem warmen Raum über. Dann sofort in den Bademantel und damit ins vorgewärmte Bett. Hier soll es mindestens eine halbe Stunde ruhen. Danach wird der Ausschlag »aufblühen«. Wenn nicht, geben Sie Sulfur (siehe unten).

Die Augen Ihres Kindes sind jetzt sehr lichtempfindlich, legen Sie es daher in einen abgedunkelten, ruhigen Raum.

Ihr Kind ist während der Krankheit seelisch sehr labil, extrem anhänglich und liebebedürftig. Bringen Sie Verständnis dafür auf, und nehmen Sie sich viel Zeit!

So unterstützen Sie Ihr Kind homöopathisch

Pulsatilla D12 ist fast immer angezeigt, denn Masernkinder sind besonders weinerlich, anhänglich und brauchen Ihre Mutter. Typisch ist auch ein nachts trockener, tagsüber lockerer Husten und das Verlangen nach frischer Luft bzw. Lüften. Es besteht Lichtscheu, der Schnupfen ist dick und gelb; mitunter kann es zu Ohrenschmerzen kommen.

In der Phase des Fieberanstiegs, eventuell mit Schüttelfrost, können Sie mit ein bis zwei Gaben **Aconitum D6** helfen, danach ist jedoch fast immer **Belladonna D6** richtig. Solange Ihr Kind fiebert, geben Sie ihm fünfmal täglich eine Gabe. Bei anhaltend hohem Fieber lösen Sie zehn Globuli in einem halben Glas Wasser auf und geben bis zu stündlich einen Teelöffel davon. Typisch ist eine glühend heiße, trockene Haut, manchmal schwitzt das Kind. Es ist in jeder Hinsicht überempfindlich.

Das Risiko, an Allergien oder im späteren Leben an Krebs zu erkranken, ist nach überwundenen Masern deutlich reduziert!

Beachten Sie unbedingt die Genesungsphase: Frühestens zwei Wochen nach Ausbruch des Ausschlags ist Ihr Kind wieder gesund! Schicken Sie es nicht vorher wieder in den Kindergarten oder in die Schule!

Wenn die Krankheit »feststeckt«

Manchmal entwickeln sich die Krankheitszeichen der Masern auffallend langsam. Der Ausschlag will einfach nicht so recht »erblühen«, und die starke Erschöpfung – eventuell mit Zittern und Apathie – des Kindes steht im Vordergrund. Die Augenlider hängen herab und das Gesicht ist geschwollen. Diese Zeichen sprechen für **Gelsemium D6**. Ziehen Sie in diesem Fall aber auch unbedingt Ihren Kinderarzt oder Homöopathen hinzu!

Spongia D6 hilft ebenfalls gut, wenn der Husten, der nachts am schlimmsten auftritt, gleichzeitig trocken und bellend ist. Die Stimme des kleinen Patienten kann rau und heiser sein.

Will der Ausschlag trotz aller Maßnahmen nicht herauskommen, oder ist er ausnahmsweise mit starkem Juckreiz verbunden (bei Atopikern), so ist eine Gabe **Sulfur D30** angezeigt.

Ein wichtiges Arzneimittel bei Schulkindern ist **Mercurius solubilis D12**, wenn die Flüssigkeitsprozesse nicht mehr im Gleichgewicht sind und Komplikationen wie Mittelohrerguss, Bronchitis oder Lungenentzündung drohen.

In diesem Fall kann auch das Kompositionsmittel **Apis/Belladonna cum Mercurio** (Wala) verabreicht werden, neben der in den allermeisten Fällen sinnvollen Basismedikation mit **Pulsatilla**.

Bei Verschlechterung des Allgemeinzustandes mit Brustschmerz beim Husten und abweisendem Verhalten geben Sie **Bryonia D6**, bei Unruhe und Benommenheit **Apis D6** bis zum Eintreffen des Kinderarztes.

Verständigen Sie den Kinderarzt

- Wenn Ihr Kind erbricht, über starke Kopfschmerzen klagt oder in einem allgemein schlechten Zustand ist.
- Wenn die Atmung erschwert oder der Husten schmerzhaft ist.
- Wenn es zu Hautblutungen kommt.
- Wenn das Fieber sehr hoch ist oder nach drei Tagen nicht wieder sinkt.
- Wenn Ihr Kind jünger als ein Jahr ist.

Mumps

Diese Erkrankung wird auch Ziegenpeter oder Parotitis epidemica genannt. Sie beginnt mit allgemein reduziertem Wohlbefinden, Fieber und Schmerzen im Bereich von Gesicht, Hals und Ohren. Die Schwellung der Ohrspeicheldrüse beginnt meist auf einer Seite. Vor und unterhalb des Ohrläppchens entsteht eine teigig-weiche Schwellung, die nicht verschoben werden kann und deren Rand nicht eindeutig abgrenzbar ist. Das Ohrläppchen steht dadurch deutlich ab. Die Mündung des Drüsenganges ganz hinten an der Wangenschleimhaut ist gerötet und geschwollen. Der entzündete Bereich schmerzt beim Öffnen des Mundes und besonders beim Essen, denn auch die Speichelabsonderung ist jetzt schmerzhaft.

Die Mumpsviren befallen aber auch andere Drüsen, z.B. die Bauchspeicheldrüse. Das kann Verdauungsstörungen und starke Bauchschmerzen bewirken. Auch ein Befall der Hirnhäute kommt vor, bleibt aber meist unbemerkt und ohne Krankheitswert. Glücklicherweise extrem selten bei Erkrankung vor der Pubertät ist ein Befall von Hoden, Eierstöcken und Brustdrüse. Und selbst dann ist eine dadurch bedingte Sterilität äußerst selten.

Die Inkubationszeit beträgt bei Mumps etwa zwei bis drei Wochen, das Kind ist aber schon eine Woche vor bis neun Tage nach der Drüsenschwellung ansteckend.

Um die Komplikationsrate bei Mumps zu minimieren, muss der Patient eine Woche lang strenge Bettruhe einhalten – ohne Fieber im Bett sitzend. Bereiten Sie ihm leichte, eiweiß- und fettarme Kost.

So helfen Wickel und homöopathische Medizin

Auf die Ohrspeicheldrüsen machen Sie Wickel mit **Archangelica comp. Salbe** (Weleda). Die Salbe wird dick auf ein etwa 10 cm breites Tuch aufgetragen, das Sie mit der Salbenseite auf die Haut legen. Es wird so unter dem Unterkiefer durchgeführt, dass es vor allem die Bereiche vor und unter den Ohren abdeckt. Befestigt wird es mit einem Kopftuch. Intensivieren Sie die Wirkung mit einer Wärmflasche. Der Wickel bleibt mindestens eine Stunde oder über Nacht liegen. Er wird ein- bis zweimal täglich gemacht, danach wird weiter ein Kopftuch getragen.

Homöopathisch können Sie mit **Belladonna D6** bei fiebrig-heißer und geröteter Haut besonders im Gesicht helfen. Der Drüsenbereich ist

äußerst berührungsempfindlich, ein Pochen kann zu spüren sein. Meist beginnt die Entzündung auf der rechten Seite oder ist rechts schlimmer.
Mercurius solubilis D12 geben Sie bei vermehrtem Speichelfluss mit Mundgeruch und fauligem Geschmack sowie stark übel riechenden Schweiß. Die Zunge ist dick belegt. Oft sind zahlreiche Lymphknoten mit angeschwollen. Auch bei Hodenbeteiligung geben Sie Mercurius.
Da wegen der hellroten Schwellung und der stechenden Schmerzen auch oft Apis angezeigt ist, ist **Apis/Belladonna cum Mercurio** (Wala) in diesen Fällen ein ideales Arzneimittel: fünf Gaben pro Tag.
Rhus toxicodendron D6 hilft, wenn besonders die linke Seite betroffen ist. Mundöffnen und Kauen sind schmerzhaft. Die Zunge ist – mit Ausnahme der Zungenspitze – belegt. Oft treten Fieberbläschen auf. Das Kind ist unruhig (besonders nachts) und hat Durst auf kalte Milch.

Bei Mumps, der mit starken Bauchschmerzen einhergeht, wirkt Pankreas/Argentum (Wala) innerlich unterstützend. Geben Sie Ihrem Kind dreimal täglich eine halbe Ampulle davon zu trinken.

Wenn Ihr Kind Bauchschmerzen hat

Bei leichten Bauchschmerzen helfen Bauchwickel mit Kamillentee und eine Wärmflasche. Mitunter können jedoch bei Mumps auch sehr heftige Bauchschmerzen auftreten. Dann ist eine fettfreie und eiweißarme Ernährung erforderlich.
Schmerzlindernd wirkt ein Bingelkraut-Bauchwickel. Hierfür tragen Sie Unguentum Mercuralis (zehn Prozent) auf ein Baumwolltuch auf, legen es mit der Salbenseite quer über den Oberbauch des Kindes und decken es mit einem Wolltuch ab. Dieser Wickel kann ein bis zwölf Stunden liegen bleiben. Danach bestreichen Sie dasselbe Tuch erneut mit etwas Salbe und legen es wieder auf.

Verständigen Sie bitte Ihren Kinderarzt

- Bei starken Bauch- oder Kopfschmerzen.
- Bei Erbrechen oder ausgeprägter Schwäche.
- Wenn Hör- oder Sehstörungen auftreten.
- Wenn Hoden oder Brustdrüsen geschwollen sind.

Mundfäule

Diese sehr unangenehme Erkrankung beginnt mit hohem Fieber und Bläschen im Mund, die bald zu kleinen Geschwüren mit einem roten Rand werden. Es können Mundschleimhaut, Zahnfleisch und Zunge betroffen sein, meist besteht ein unangenehmer Mundgeruch. Durch die Schmerzen im Mund verweigern die Kinder oft jegliche Nahrung und fühlen sich allgemein sehr krank. Nach einer Woche tritt eine Besserung ein, nach zwei Wochen ist die Krankheit überstanden.

Mundfäule wird durch das Herpes-simplex-Virus Typ 1 ausgelöst, welches auch für die Fieberbläschen verantwortlich ist. Sie ist extrem ansteckend. Nach der Ausheilung »schlafen« die Viren in Nervenzellen und können bei einem »Ungleichgewicht« Lippenbläschen auslösen.

Mit Salbei und Honig wunde Stellen behandeln

Ziel aller Maßnahmen ist es, Entzündung und Schmerzen so weit zu lindern, dass eine ausreichende Flüssigkeitszufuhr gewährleistet ist. Geben Sie Ihrem Kind lauwarmen Salbeitee zum Spülen oder zu trinken. Ist Ihr Kind kooperativ, können Sie die wunden Stellen mit einem Wattestäbchen betupfen, das Sie mit zwei Tropfen Teebaumöl benetzt oder in kaltgeschleuderten Honig getaucht haben. Solange Ihr Kind fiebert, muss es strenge Bettruhe einhalten. Es darf erst wieder hinaus, wenn alle Schleimhautwunden abgeheilt sind.

Homöopathische Mittel gegen Bläschen und Blutung

Bei Mundfäule hat sich **Mercurius cyanatus D6** (ersatzweise **Mercurius solubilis D12**) sehr bewährt, besonders bei ausgeprägtem Speichelfluss, der sehr übel riecht. Gleichzeitig ist die Zunge dick belegt, es sind Zahneindrücke zu sehen, und der Patient hat großen Durst.

Borax D6 ist passend, wenn im Mund weiße, von einem roten Hof umgebene Flecken auftreten, die leicht bluten. Der Speichelfluss ist vermehrt. Auch um den Mund befinden sich Bläschen und die Nasenlöcher sind wund. Die Schmerzen haben eine brennende Qualität.

Acidum nitricum D4 ist angezeigt, wenn der Speichel fast immer blutig ist. Die Läsionen im Mund werden zu tiefen Geschwüren, was auch die Lippen und die Umgebung des Mundes betreffen kann. Auch an anderen Körperöffnungen können Risse bestehen. Ein Splitterschmerz ist typisch. Der Atem riecht sehr schlecht.

Achten Sie unbedingt auf ausreichende Flüssigkeitszufuhr, wenn nötig mit dem Strohhalm. Verweigert Ihr Kind das Trinken, so denken Sie bitte rechtzeitig daran, Einläufe zu machen.

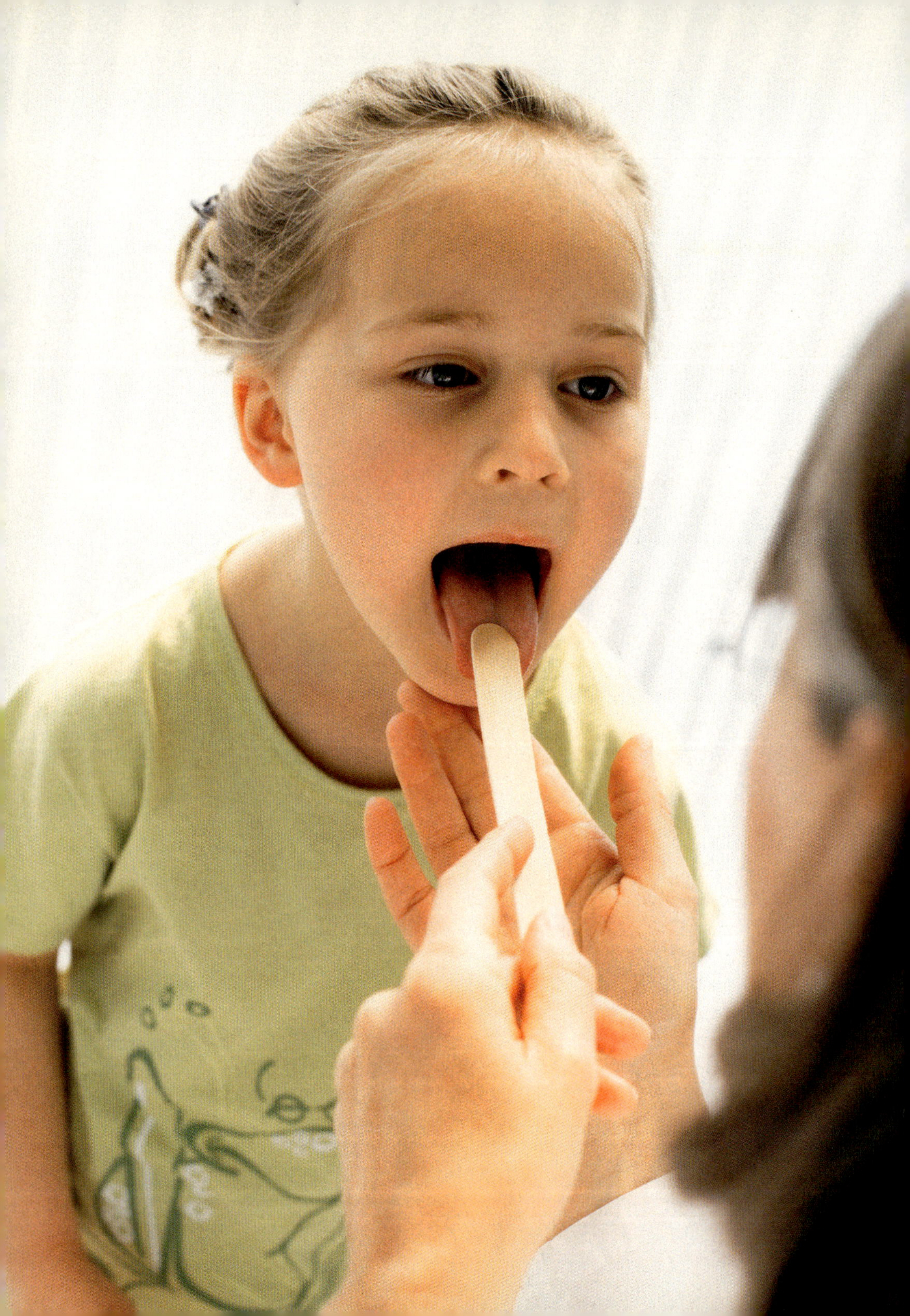

Verständigen Sie den Kinderarzt

- Wenn die Mundfäule besonders schwer verläuft.
- Wenn Ihr Kind jünger als zwei Jahre ist.
- Wenn der Patient nicht mehr genug trinkt.
- Wenn sich das Allgemeinbefinden deutlich verschlechtert.

Teebaumöl bei Lippen- und Fieberbläschen

Wiederholt auftretende Lippen- bzw. Fieberbläschen behandeln Sie ebenfalls mit Teebaumöl oder mit **Tinctura Propolis**.

Für Lippenbläschen ist **Rhus toxicodendron D12** die klassische Arznei, die fast immer hilft: am ersten Tag dreimal, dann drei Tage je zweimal und danach eine Woche einmal täglich geben, jedoch mindestens, bis die Bläschen abgeheilt sind. Im Anschluss daran geben Sie **Natrium muriaticum D30** sechs Monate lang einmal wöchentlich.

Pfeiffersches Drüsenfieber

Diese Erkrankung gehört eigentlich nicht zu den Kinderkrankheiten, wird aber wegen ihres typischen Verlaufs hier beschrieben. Sie beginnt meist schleichend mit Müdigkeit, Übelkeit, Kopf- und Bauchschmerzen. Danach tritt Fieber auf sowie eine Mandelentzündung mit hellen Belägen. Da das gesamte Lymphsystem befallen ist, können Lymphknoten an Hals, Leiste und Achseln, Milz und Leber anschwellen. Manchmal tritt ein Ausschlag auf, der dem bei Masern oder Röteln ähnelt. Oft sind die Augenlider geschwollen. Auffallend ist die große Schwäche. Bis zur Genesung dauert es wenige Tage bis mehrere Wochen. Die Ansteckung erfolgt durch Tröpfchen, aber nur durch engen Kontakt mit hierfür empfänglichen Personen. Es dauert fünf bis 15 Tage bis zum Ausbruch. Die Behandlung besteht in Bettruhe und der Unterstützung des Wärmehaushalts. Bei Bedarf können Halswickel und Auflagen mit Engelwurz-Salbe und warme Bauchwickel hilfreich sein.

Pfeiffersches Drüsenfieber wird durch das Epstein-Barr-Virus ausgelöst. Auch wenn der Erreger im Blut nachgewiesen werden kann, bricht die Krankheit nur bei etwa 30 Prozent der Kinder und 50 Prozent der Jugendlichen aus. Bei einer ernsthaften Erkrankung bitte unbedingt den Arzt konsultieren!

Das hilft bei Schwäche und dicken Mandeln

Belladonna D6 wirkt bei stark geröteten und geschwollenen Mandeln, brennenden Schmerzen, trockenem Hals und Schluckbeschwerden. Das Kind ist heiß, es verlangt nach Ruhe und Wärme.

Mercurius solubilis D12 hilft, wenn die Mandeln hell belegt sind, bei Abgeschlagenheit, Mundgeruch, Speichelfluss, dick belegter Zunge mit sichtbaren Zahnabdrücken, übel riechendem Nachtschweiß.

Rhus toxicodendron D12 wirkt bei anhaltendem Fieber, starker Abgeschlagenheit, bei üblem Geschmack im Mund, manchmal mit Gliederschmerzen oder Lippenbläschen. Mund und Hals fühlen sich wund an.

Gelsemium D6 wirkt, wenn allgemeine Schwäche, Zerschlagenheit und Benommenheit im Vordergrund stehen. Das Gesicht ist verquollen, die Augenlider hängen und der Patient ist zittrig. Hält die ausgeprägte Schwäche sehr lange an und geht sie mit Schweißen, Durst, Unruhe, Ängstlichkeit und einer Milzschwellung einher, gehen Sie bitte zum Arzt. Geben Sie unterstützend **Chininum arsenicosum D6**, ein bis zwei Gaben pro Tag.

Auch **Causticum D12** (oder **D30** einmal täglich für drei Tage) hilft Patienten, die sehr schlapp sind und sich lange nicht erholen.

In der ersten Krankheitsphase können auch **Apis D6** und **Lachesis D12** infrage kommen (siehe »Halsweh und Angina«, Seite 55).

Ringelröteln

Komplikationen in Form von schmerzhaften Gelenkschwellungen sind bei Kindern selten, bei Erwachsenen dagegen häufiger. Eine Gefahr durch Ringelröteln besteht nur für Schwangere, deren Baby an einer lebensgefährlichen Anämie erkranken kann.

Bei den Ringelröteln – die übrigens nichts mit Röteln zu tun haben – tritt plötzlich eine Rötung der Wangen auf. Diese ist flächig, erhaben und scharf begrenzt und spart Kinn und Munddreieck aus (Schmetterlingsform). Am nächsten Tag breitet sich der Ausschlag auf die Gliedmaßen und den Körper aus. Die Flecken laufen zusammen und blassen in der Mitte ab, sodass girlandenförmige Figuren entstehen. Dies dauert bis zu einer Woche an, kann aber auch verschwinden oder wenig später erneut auftreten. Während des Ausschlags kann die Temperatur bis etwa 38 °C erhöht sein. Das hierfür verantwortliche so genannte humane Parvovirus B19 wird durch Tröpfchen übertragen. Bis zur

Gesichtsrötung dauert es sechs bis vierzehn Tage. Das Kind ist sieben Tage vor bis zum Ausbruch des Exanthems ansteckend. Eine Behandlung dieser für Kinder harmlosen Erkrankung ist selten erforderlich. Bei Fieber verordnen Sie Bettruhe und bei Bedarf eines der unter »Fieberhafter grippaler Infekt« angegebenen Mittel.

Röteln

Die Röteln sind eine relativ harmlose Kinderkrankheit, die nur in 30 Prozent der Fälle überhaupt bemerkt wird. Oft treten gar keine Krankheitszeichen auf oder die eines grippalen Infekts, welche auch der typischen Rötelnerkrankung vorausgehen. 14 bis 16 Tage nach der Ansteckung kommt es zu Unwohlsein, Müdigkeit, leichtem Fieber, einer Rachen-, eventuell auch Bindehautentzündung und Husten. die Anzeichen sind aber meist nicht sehr stark ausgeprägt. Die Lymphknoten an Hals, unterem Hinterkopf und hinter den Ohren sind deutlich angeschwollen. Nach etwa zwei Tagen klingen diese Symptome ab, und es tritt ein Ausschlag auf, der feine, bis zu linsengroße, hellrote Flecken aufweist. Er beginnt im Gesicht und breitet sich nach unten aus. Wenn überhaupt, besteht nur noch leichtes Fieber. Nach ein bis fünf Tagen verblasst das Exanthem wieder.

Die Ansteckungsgefahr bei Röteln über eine Tröpfcheninfektion beginnt sieben Tage, bevor der Ausschlag ausbricht, bis zwei Wochen danach. Komplikationen sind äußerst selten. Gefährlich ist die Infektion bei Schwangeren, da Schädigungen des Ungeborenen auftreten können. Eine Impfung ist hier kein sicherer Schutz!

Eine Behandlung ist nur selten erforderlich

Lediglich bei Fieber ist Bettruhe einzuhalten. Bei stark geschwollenen, schmerzhaften Lymphdrüsen machen Sie Halswickel mit **Archangelica-Salbe** (Weleda). Salbe auf ein trockenes Tuch geben, diese Seite direkt auf die Haut bringen und das Ganze mit einem Wollschal umwickeln.

Sollte die Krankheit einmal etwas schwerer verlaufen, geben Sie: **Belladonna D6** bei hohem Fieber, hochrotem Gesicht, pochendem Hals, Unruhe; Überempfindlichkeit gegen Licht, Geräusche, Berührung.

Ferrum phosphoricum D6 bei langsamerer Krankheitsentwicklung, mittelhohem Fieber, Abgeschlagenheit, Lymphknotenschwellung und wenn die Gesichtsfarbe Ihres Kindes auffallend wechselt.

Pulsatilla D12, wenn die Krankheit sich scheinbar festsetzt, Ihr Kind anhänglich und durstlos ist, Ohren und Drüsen schmerzen und wenn Wärme den Zustand des kleinen Patienten verschlimmert.
Verständigen Sie Ihren Kinderarzt bei einer Erkrankung im ersten Lebensjahr sowie bei allen Komplikationen und Zweifelsfällen!

Scharlach

Scharlach-Erreger sind bestimmte Streptokokken, von denen fünf verschiedene durch Ausscheidung von Giften einen Ausschlag auslösen. Daher kann Scharlach mehrmals auftreten – insbesondere nach antibiotischer Therapie, bei der das Kind die Krankheit nicht selbst bewältigen und keine Immunität ausbilden kann.

Scharlach beginnt meist plötzlich mit Fieber und starken Halsschmerzen, die das Schlucken fast unmöglich machen. Das Fieber kann sehr hoch sein. Die Mandeln sind vergrößert, stark gerötet, und die gesamte Mundschleimhaut zeigt einen feinfleckigen, hochroten Ausschlag. Die Zunge ist typischerweise anfänglich belegt, am zweiten oder dritten Krankheitstag wird der Belag abgestoßen und die charakteristische Himbeerzunge - kräftig rot mit vergrößerten Papillen - kommt zum Vorschein. Gleichzeitig mit der Halsentzündung oder am folgenden Tag erscheint ein Exanthem aus sehr vielen, sehr kleinen roten Flecken, die sich von Hals, Oberkörper oder Achseln ausbreitet. Die Beugeseiten der Gelenke sind vermehrt betroffen. Das Gesicht ist meist flächig gerötet, wobei die Mundumgebung ausgespart bleibt (»blasses Munddreieck«). Die Lippen sind jedoch hochrot. Der Ausschlag verschwindet in der Regel nach wenigen Stunden bis neun Tagen. Oft schält sich dann die Haut an Händen und Füßen. In den Leisten und Achselhöhlen sieht man eine feine Schuppung.
Die Ansteckung erfolgt durch Tröpfcheninfektion oder über Gegenstände. Wegen seltener möglicher Komplikationen z.B. an den Nieren (ab der dritten Krankheitswoche) ziehen Sie bei Scharlach bitte immer einen Arzt hinzu!

Bettruhe, Bettruhe, Bettruhe – und homöopathische Arznei

An allgemeinen Maßnahmen kommen alle unter »Halsschmerzen« und »Fieberhafter grippaler Infekt« genannten in Betracht, außer Wadenwickel! Die wichtigste Therapie ist jedoch konsequente Bettruhe für drei (!) Wochen. Wird mit Penicillin behandelt, ist dennoch Bettruhe

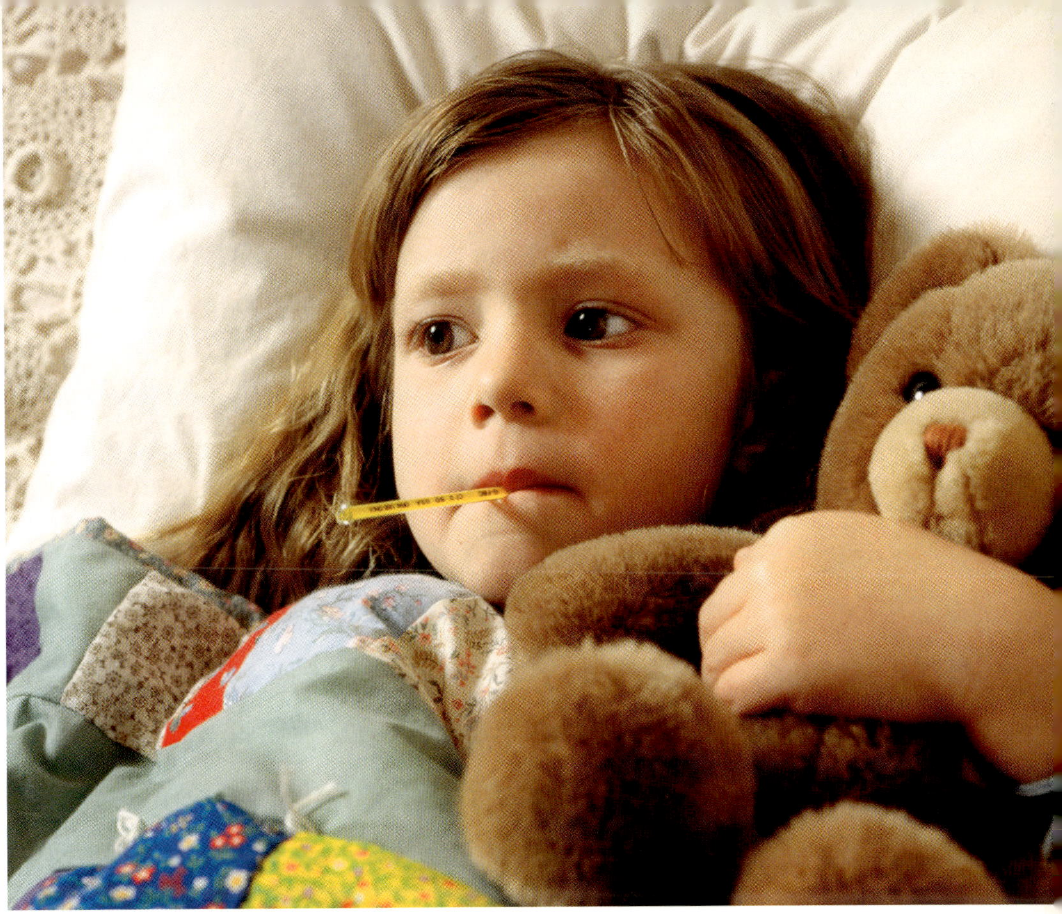

von einer Woche ab Exanthemausbruch erforderlich. Danach braucht das Kind in jedem Fall noch eine Woche Rekonvaleszenz.

Homöopathisch unterstützen Sie Ihr Kind mit **Belladonna D6**, anfangs häufig, dann dreimal täglich, bis sich die Temperatur nicht mehr erhöht, die Rötung im Hals und der Ausschlag abgeklungen sind.

Sehr oft hilft (zusätzlich) **Mercurius solubilis D12**. Charakteristisch sind Mundgeruch, eine dicke, belegte Zunge, vermehrter Speichelfluss, vergrößerte Halslymphknoten und Schwitzen, besonders nachts.

Phytolacca D4 wirkt, wenn Mandeln und Rachen dunkelrot sind, die brennenden Schmerzen durch kalte Getränke gebessert werden sowie bei Zerschlagenheitsgefühl oder Gliederschmerzen.

Apis D6 hilft bei glasig geschwollenem Rachen und vergrößertem Zäpfchen. Die Schmerzen haben brennenden, stechenden Charakter; Wärme verschlimmert, Kälte bessert. Augenlider und Beine sind geschwollen. Daher kann **Apis D12** im Anschluss an Belladonna in der

Fieber begleitet viele Kinderkrankheiten. Es sollte niemals unterdrückt, sondern, falls nötig, nur reguliert werden.

zweiten Krankheitswoche einmal täglich für eine Woche gegeben werden, um Lymphsystem und Nieren zu unterstützen.
Calendula D4 geben Sie zur Wundheilung der Mandeln, wenn nach einer Woche noch ein schlechter Geschmack im Mund sowie ein starker Speichelfluss bestehen.
Lachesis D12 braucht Ihr Kind bei einem hochakuten Krankheitsverlauf mit hohem Fieber, schlechtem Allgemeinzustand, heftigen Halsschmerzen und blauroten Schleimhäuten. Zusätzlich braucht es einen Arzt!

Bakterielle Erkrankungen

Die Schulmedizin behandelt bakterielle Erkrankungen mit Antibiotika, was aus homöopathischer Sicht nicht zwingend erforderlich ist, jedoch entsprechend dem individuellen Reaktionsvermögen durchaus notwendig werden kann. Daher sollte der Kinderarzt über den Krankheitsverlauf unterrichtet werden. Wie bei den viralen Krankheiten stehen dem homöopathisch arbeitenden Arzt auch Krankheitsnosoden zur Verfügung, also homöopathisch potenzierte Krankheitserreger oder Krankheitsprodukte, die, neben potenziertem Eigenblut, bei Komplikationen oder verzögerter Heilung eingesetzt werden können.

Schlafstörungen

Lüften Sie das Kinderzimmer vor dem Schlafengehen, und entfernen Sie alle Elektrogeräte – auch Lampen und das Babyphon! – in einem Umkreis von mindestens einem Meter um das Bett. Manchmal wirkt auch eine einfache Maßnahme Wunder: Stellen Sie das Bett an einen anderen Platz.

Schlafstörungen sind natürlich keine Kinderkrankheit, aber ein klassisches Problem, das vielerlei Ursachen haben kann, seien sie körperlicher oder seelischer Natur. Beobachten Sie genau: Ist Ihr Kind in irgendeiner Weise überfordert, durch Schule, Hobbys, Ansprüche seitens der Eltern? Ist es großer Unruhe ausgesetzt durch Lärm, Radio, Fernsehen, Video, Zänkereien oder einen hektischen Tagesablauf? Leidet es unter Ängsten, Frustrationen oder unter einem (auch nur vermeintlichen) Mangel an Zuneigung, Aufmerksamkeit, Anerkennung? Oder kann es sein, dass sich Ihre – der Eltern – eigenen Ängste, Unsicherheiten oder Spannungen auf das Kind übertragen? Aus diesen Fragen und Ihren Antworten können Sie schon einige Maßnahmen ableiten. Führen Sie einen geregelten Tagesablauf ein mit festen Orientierungspunkten für Ihr Kind. Beginnen Sie den Tag ruhig und ausgeglichen. Beenden Sie ihn mit einem ruhigen Gespräch, einem Lied, Gebet oder einer Geschichte. Reduzieren Sie den Fernsehkonsum. Denken Sie auch daran, dass ein spätes, schweres Abendessen unangenehm im Magen liegt und zu viel Süßes am Abend den Blutzuckerspiegel schon bald wieder unter die »Hunger«-Grenze fallen lässt – also lieber früh, leicht und vollwertig zu Abend essen.

Unterstützen Sie mit Wechselbädern, Kräutertee und Homöopathie

Wechselfußbäder oder -duschen verhelfen Ihrem Sprössling zu einer besseren Nachtruhe. Ebenso ein Kräutertee zum Abendessen aus Melissen- und Lavendelblüten, Baldrianwurzel, Hopfen und Johanniskraut.
Bei vorübergehenden Schlafstörungen, die von einer Unausgeglichenheit herrühren mögen, kommen folgende Arzneimittel infrage:
Chamomilla D12 ist das Mittel für jähzornige, widerspenstige Kinder, die nicht ins Bett und nicht schlafen wollen, obwohl sie müde sind. Sie wollen auch nicht im Bett bleiben, sondern herumgetragen werden. Im Schlaf zucken sie häufig und schrecken oft wieder auf.
Stramonium D12 hilft bei Angst vor der Dunkelheit. Das Kind möchte immer ein Licht anhaben. Der Schlaf ist unruhig mit Albträumen. Das Kind schreit plötzlich, ohne richtig wach zu werden.
Ein Kind, das **Phosphorus D12** benötigt, ist dagegen allgemein ängstlich. Seine lebhaften Fantasien halten es im Bett hellwach. Auch ist es sehr liebesbedürftig und möchte noch möglichst lange mit der Mutter schmusen. Oft schaukelt es beim Einschlafen oder Schlafen.
Arsenicum album D12 hilft einem unruhigen, ängstlichen Kind, das Angst vor dem Alleinsein hat. Es möchte nur im Elternbett schlafen. Oft wacht es um Mitternacht auf und kuschelt sich ganz nah an die Mutter.
Ist Ihr Kind tagsüber eher unruhig und wacht es nachts auf, ist gut gelaunt und möchte jetzt spielen, hilft **Cypripedium pubescens D6**.
Kann das Kind wegen vieler (auch schöner) Gedanken nicht einschlafen und ist lange hellwach, so ist **Coffea arabica D12** angezeigt. Dies ist übrigens ein Paradebeispiel für ein homöopathisches Simile: So geht es uns doch, wenn wir zu viel Kaffee getrunken haben!

Bei chronischen Schlafstörungen ist nur eine homöopathische Konstitutionsbehandlung Erfolg versprechend. Diese kann jedoch nur Ihr Kinderarzt oder Homöopath – nach eingehender Anamnese – durchführen.

Windpocken

Windpocken-Erreger ist das Varizella-Zoster-Virus, das auch für die Gürtelrose verantwortlich ist. Es kann sehr leicht übertragen werden: durch Kontakt, Tröpfcheninfektion oder Wind – aber nur über kurze Strecken – sowie über eine dritte Person, aber nur kurzzeitig.

Bei Windpocken entstehen zuerst im Kopf-Hals-Bereich kleine rote Flecken, aus denen sich bald hirsekorngroße Knötchen entwickeln und hieraus wiederum Blasen, welche die Größe einer Linse erreichen können. Sie sind mit einem wässrigen Sekret gefüllt und jucken meist. Nach ein bis zwei Tagen wird das Sekret trüb, die Bläschen trocknen ein und bilden dunkle Krusten. Insgesamt breitet sich der Ausschlag von oben nach unten aus. Auch die Schleimhäute im Mund oder an den Genitalien können betroffen sein.

Windpocken sind bereits am Tag vor Krankheitsausbruch ansteckend, bis maximal fünf Tage nach Ausbildung der letzten Bläschen. Die Inkubationszeit beträgt in der Regel zehn bis 21 Tage. Manchmal kommt es am Tag vor Auftreten der Bläschen zu leichtem Fieber, Schnupfen und Husten. Abgesehen von dem oft starken Juckreiz, ist der Krankheitsverlauf meist harmlos. Die geschwürigen Bläschen im Mund und Genitalbereich können schmerzen. Der Patient möchte wegen der Schmerzen im Mund möglicherweise nichts essen. Durch starkes Kratzen können sich die Bläschen mit Bakterien infizieren, was zu Entzündung und Narbenbildung führen kann. Komplikationen treten meist nur bei immungeschwächten Patienten auf. Gefährlich sind die Windpocken jedoch für Schwangere bzw. das ungeborene Kind in der Frühschwangerschaft, wenn die Frau die Krankheit noch nicht durchgemacht hat.

Bettruhe ist erforderlich, solange Fieber besteht, und am Tag danach. Anschließend – oder gleich, bei fieberfreiem Verlauf – ist die erforderliche Ruhe durch eine Woche ruhiges Spielen zu Hause einzuhalten.

Verständigen Sie den Kinderarzt

- Wenn der Allgemeinzustand des Kindes schlecht ist.
- Wenn es sich merkwürdig oder ungewöhnlich verhält.
- Bei Erbrechen oder Kopfschmerzen.
- Wenn die Bläschen eitern oder blutig sind.
- Wenn die Augen betroffen sind.

Geben Sie Ihrem Kind bitte kein Aspirin!

Hindern Sie Ihr Kind am Kratzen!

Versuchen Sie Ihr Kind durch Ablenkung am Kratzen zu hindern. Schneiden Sie die Fingernägel möglichst kurz, zum Schlafen können Sie Baumwollsocken über Hände und Arme ziehen. Idealerweise machen Sie bei Windpocken keine äußeren Anwendungen, da der Ausschlag ein Zeichen der Immunreaktion in der Haut ist. Die Bekämpfung der Viren erfolgt nämlich in der Haut, was nicht unterdrückt werden sollte. Bei starkem Juckreiz können die Bläschen mit unverdünnter Calendula-Essenz betupft werden. Die Bläschen müssen sich jedoch entwickeln dürfen, daher nicht schon die roten Flecken behandeln.

Bei chronischen Krankheiten, zu denen auch die immer häufiger werdenden Allergien zählen, kann durch Homöopathie zusammen mit Ernährung und allgemeinen Maßnahmen viel erreicht werden, denn die Homöopathie wirkt ja auf die Energie (Reaktionsfähigkeit) des ganzen Menschen.

Homöopathische Mittel gegen den Juckreiz

Bei quälendem Juckreiz hilft **Rhus toxicodendron D6**, besonders wenn dieser nachts auftritt und das Kind am Schlafen hindert. Ihr Kind ist außerdem niedergeschlagen, unruhig und hat einen ständigen Bewegungsdrang. Wärme lindert.

Sulfur D6 hilft, wenn der Ausschlag nur zögerlich kommt und sich der Zustand Ihres Kindes nur sehr langsam oder gar nicht bessert. Die Haut scheint zu brennen und der Juckreiz wird durch Abwaschen eher verstärkt als gelindert. Geben Sie Sulfur auch, wenn der Juckreiz durch keine der oben genannten Methoden gebessert werden kann.

Impfen: Vor- und Nachteile

Wenn Sie die Verantwortung für Ihr Kind nicht bei irgendwelchen Institutionen abgeben wollen, müssen Sie sich gut informieren. Impfungen sind ein Eingriff in das Immunsystem des Kindes. Auch sie sind zum Teil mit Nebenwirkungen behaftet, es wird sogar ein Zusammenhang mit chronischen vermutet. Durch die Krankheit selbst jedoch kann eine chronische Krankheit oder Entwicklungsverzögerung verschwinden.

Daher befürworte ich eine individuelle Impfpraxis, bei der die Eltern in einem Gespräch mit dem Kinderarzt die jeweiligen Vor- und Nachteile abwägen und über Art und Zeitpunkt der Impfung entscheiden.

Übersicht über die Kinderkrankheiten

Krankheit	Inkubationszeit	Prodromalstadium	Fieber
Windpocken	10–21 (–28) Tage		keines, gering
Masern	12–15 Tage	nach 8–12 Tagen Fieber, rote Augen, Husten, Schnupfen	zweiphasig hoch
Mumps	12–25 Tage		mittel – hoch
Röteln	16–18 (–21) Tage	nach 14–18 Tagen Fieber, Husten, Lymphknotenschwellung	mäßig
Ringelröteln	6–14 Tage		
Drei-Tage-Fieber	5–15 Tage		hoch für 3–5 Tage
Mundfäule	wenige Tage		hoch
Pfeiffersches Drüsenfieber	10–50 Tage, bei Jugendlichen auch länger		hoch
Scharlach	2–5 Tage		gering – mittel
Keuchhusten	2–4 Wochen	nach 1–2 Wochen uncharakteristischer Husten	gering – keines

Exanthem	Ansteckungsart	Ansteckungszeit
»Sternenhimmel«, Bläschen, Pusteln und Krusten	Hautkontakt, Tröpfchen (Inkub.), Luft	1–2 Tage vor Krankheitsausbruch bis zu 5 Tage nach Auftreten der letzten Bläschen
Prodromalstadium: weiße Flecken auf der Wangenschleimhaut. Masern: erhabene rote Flecken (3–5 mm), später zusammenlaufend, Beginn hinter den Ohren und im Gesicht, Ausbreitung auf ganzen Körper	Tröpfchen, weit!	3–5 Tage vor Exanthemausbruch bis 1–2 (–4) Tage danach
	Tröpfchen und kontaminierte Gegenstände	3–5 Tage vor Drüsenschwellung bis 9 Tage danach
rote, eventuell leicht erhabene Flecken, nicht zusammenlaufend, Beginn im Gesicht, Ausbreitung besonders auf Rücken und Streckseiten	Tröpfchen	7 Tage vor Exanthemausbruch bis 7 Tage danach
»schmetterlingsförmige« Gesichtsrötung, dann girlandenförmig, besonders an Armen und Beinen	Tröpfchen, Hände	7 Tage vor Exanthemausbruch
nach Fieberabfall: kleinfleckig, kaum erhaben, konfluierend, Beginn am Stamm und im Nacken	Speichel, Tröpfchen	das Virus bleibt im Körper und wird von Zeit zu Zeit im Speichel von gesunden Personen ausgeschieden
	Speichel, Tröpfchen	Viruspersistenz (wie Drei-Tage-Fieber)
allergisches Exanthem bei Behandlung mit Ampicillin	Speichel	Viruspersistenz (wie Drei-Tage-Fieber)
»Himbeerzunge«, kleinfleckig, Beginn auf der Brust, Ausbreitung auf ganzen Körper, besonders Leiste, Munddreieck bleibt weiß, später Schuppung	Tröpfchen (Gegenstände)	ab Krankheitsbeginn bis zu 4 Wochen (ab Antibiotikum max. 24 Stunden)
	Tröpfchen (eng)	ab Prodromalstadium bis zum frühen Keuchhustenstadium, z. T. aber noch 4–6 Wochen (ab Antibiotikum bis zu 7 Tage)

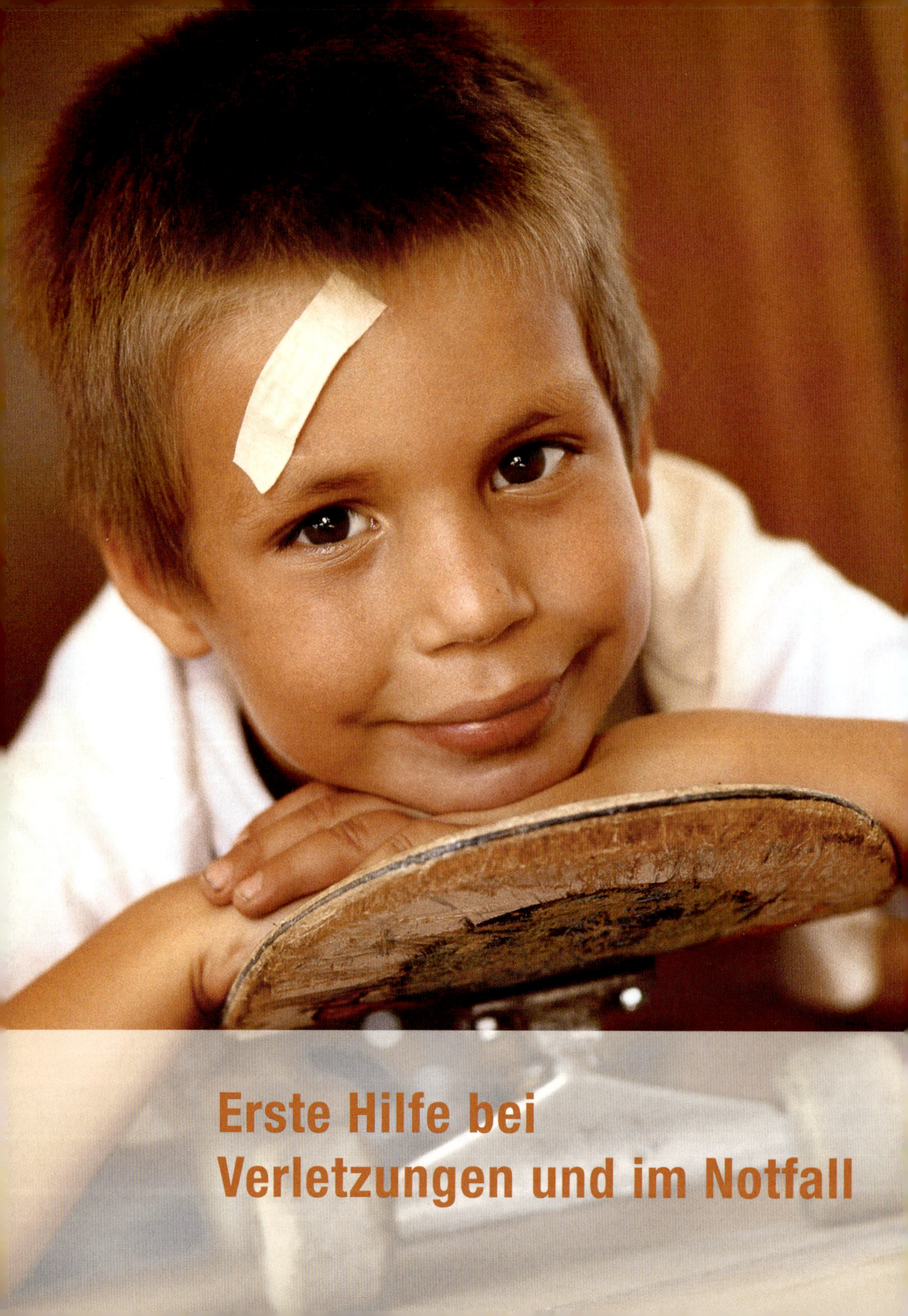

Erste Hilfe bei Verletzungen und im Notfall

Bewusstlosigkeit

Ist Ihr Kind nicht ansprechbar und reagiert es nicht, kontrollieren Sie den Mund unbedingt auf mögliche Fremdkörper! Bei einem Atemstillstand müssen Sie sofort mit der Atemspende beginnen und zwar durch Mund und Nase.
Ansonsten legen Sie es, sofern es unverletzt ist, auf die Seite. Achten Sie auf eine ruhige Umgebung, und geben Sie **Carbo vegetabilis D30**.
Bei akuter Atemnot ist **Antimonium tartaticum D6** – unabhängig von der Ursache – ein sehr hilfreiches Mittel.
Besonders junge Mädchen mit niedrigem Blutdruck neigen oft bei körperlicher oder psychischer Erschöpfung zu Ohnmachtsanfällen. Hier kann – neben einer Konstitutionstherapie – **Haplolappus D3**, einmal täglich vier Wochen lang verabreicht, äußerst hilfreich sein.

Insektenstiche und Bisse von Spinnen, Milben oder Zecken

Die individuelle Reaktion auf Insektenstiche ist sehr unterschiedlich. Gerade für ganz Kleine ist der Schutz gegen Mückenstiche mit einem Insektennetz wichtig. Den Größeren sollten Sie besonnenes Verhalten vermitteln, das reduziert die Gefahr von Wespenstichen.

Lassen Sie Ihr Kind keine süßen Sachen unbeaufsichtigt im Freien essen oder trinken. Ein Wespenstich im Mund kann lebensgefährlich sein. Sollte dieser Fall tatsächlich eintreten, lassen Sie Ihr Kind Eiswürfel lutschen, und rufen Sie sofort einen Arzt!

Homöopathische Mittel nur bei starker Reaktion

Bei allen Insektenstichen ist Kühlung die wichtigste Erstmaßnahme. Anschließend tragen Sie **Wund- und Brandgel** (Wala) oder **Combudoron Gelee** (Weleda) auf (oder machen Umschläge mit verdünnter Brand-Essenz). Bei Bienenstichen zuerst den Stachel entfernen! Seien Sie dabei vorsichtig, und drücken Sie nicht auf die meist noch daran hängende Giftdrüse. Hier, wie auch bei Wespenstichen, hat sich das Auflegen einer frisch angeschnittenen Zwiebel bewährt.
Eine homöopathische Behandlung von Stichen ist nur bei einer sehr starken Reaktion erforderlich. Das klassische Mittel ist **Apis D6** – die Biene. Verschlechtert sich der Zustand des Kindes, ist es unruhig, benom-

men, verwirrt, rufen Sie sofort den Arzt. Bis zu seinem Eintreffen geben Sie **Apis C30** und **Aconitum D/C30**, wenn das Kind blass und ängstlich ist; **Belladonna D30** (oder jeweils tiefer, wenn möglich in Wasser aufgelöst und verrührt), wenn alles hochrot ist und pocht.

Zecken schnell entfernen!

Am besten entfernen Sie eine Zecke mit einer Zeckenpinzette. Dabei sollten Sie darauf achten, keinen Druck auf den Zeckenkörper auszuüben. Langes Manipulieren, Öl, Creme oder Kleber bewirken nur eine Speichelabsonderung mit erhöhter Infektionsgefahr.

Bissverletzungen können durch Insekten (Bremse) oder Gliederfüßler, wie Zecken (Holzbock), Milben (»Beiß«) oder Spinnen verursacht werden. Die Behandlung ist im Prinzip die gleiche wie bei Stichen.
Eine Zecke muss entfernt werden, je eher, desto besser. Die Zecke wird möglichst nah über der Haut gepackt und vorsichtig herausgezogen, eventuell mit einer leichten Drehbewegung. Die »Bissstelle« betupfen Sie mit unverdünnter Calendula-Essenz und decken sie eventuell für drei Tage mit Calendula-Creme ab. Geben Sie für drei Tage **Apis/Belladonna cum Mercurius** (Wala), jeweils drei Gaben.

Zwei Krankheitserreger können übertragen werden

Borellien, eine Bakterienart, können bei unbehandelter Erkrankung als Spätfolge zu Gelenk-, Herz- und Nervenschäden führen. Nach etwa einer bis sieben Wochen treten ca. handtellergroße rote Flecken auf. Meist – aber nicht immer – in der Nähe der Bissstelle. Manchmal kommt es zu grippeähnlichen Beschwerden. Eine sofortige ärztliche Behandlung ist unbedingt notwendig!
Viren können die Frühsommer-Meningo-Enzephalitis (FSME) auslösen. Auch hier treten, wenn überhaupt, nach ein bis vier Wochen grippeartige Beschwerden mit Fieber und Kopfweh auf. Nach einer kurzen symptomfreien Phase entwickelt sich bei einem kleinen Teil der Infizierten die Hirnhautentzündung, die glücklicherweise meist folgenlos bleibt. Zecken mit diesen Viren kommen nur in bestimmten Gebieten vor. Nur dort ist eine vorsorgliche Impfung in Betracht zu ziehen! Suchen Sie Ihr Kind jeden Abend gründlich ab – je eher Sie die Zecke entfernen, desto geringer ist das Risiko einer Krankheitsübertragung/das Infektionsrisiko.

So behandeln Sie Schwellung und Juckreiz

Tritt nach einem Insektenbiss eine starke Schwellung auf, hilft **Apis D6**. Stört besonders der starke Juckreiz, geben Sie **Rhus toxicodendron D6**, bei Eiterung **Mercurius solubilis D12**.
Bei einem Spinnenbiss, oder wenn die tiefe, nässende Bissstelle schlecht heilt, geben Sie **Aranea D6**. Typisch sind hier auch bohrende Schmerzen, kalte Hände, Kribbeln sowie ein Taubheitsgefühl.
Bei einer beginnenden »Blutvergiftung« ist **Lachesis D12** das richtige Mittel, zusätzlich zur ärztlichen Versorgung.

Grasmilben beißen erst in der Nacht. Die stark juckenden Bisse dieser winzigen Tiere können Sie leicht verhindern, indem Sie Ihr Kind am Abend nach dem Spielen in hohem Gras warm baden oder abduschen.

Kälteschaden/Erfrierung

Ist es zu einem Kälteschaden gekommen, so ist es wichtig, das entsprechende Körperteil langsam wieder aufzuwärmen, beispielsweise in Ihrer Achselhöhle oder zwischen Ihren warmen Händen. Anschließend behandeln Sie die Haut mit **Abrotanum Salbe** (DHU) und geben **Petroleum D4**.

Knochenbrüche

Beginnen Sie sofort mit der Gabe von **Arnica D6**, und halten Sie das betroffene Körperteil möglichst ruhig. Bei unverletzter Haut helfen kühlende Umschläge. Selbstverständlich muss der Bruch durch einen Arzt diagnostiziert und behandelt werden. Treten im Gips starke Schmerzen auf, so fahren Sie sofort zum behandelnden Arzt oder in ein Krankenhaus! Unterstützen Sie die Knochenheilung nach der ärztlichen Versorgung mit **Arnica D6** und **Symphytum D6**, jeweils drei Gaben täglich.
Bei komplizierten, schlecht heilenden Knochenbrüchen können Sie zusätzlich **Calcium phosphoricum D6** dreimal täglich geben.
Bei anhaltenden Schmerzen – nach ärztlicher Kontrolle – geben Sie **Hypericum D6** dazu.
Diese Kombinationen können auch in etwas Wasser aufgelöst und gemeinsam verabreicht werden.

Nasenbluten

Nasenbluten ist bei Kindern häufig und meist harmlos. Das Kind soll sich sitzend nach vorn beugen, damit das Blut ablaufen kann. Legen Sie ihm einen kalten Waschlappen auf die Nase und einen in den Nacken. Hört die Blutung nicht auf, so drücken Sie die Nasenflügel nahe am Knochenrand zusammen und fordern Ihr Kind auf, durch den Mund zu atmen. Erstaunlich schnell bei Nasenbluten hilft **Phosphorus D12**. Als Ersatz können Sie es notfalls auch mit **Ferrum phosphoricum** versuchen. Tritt keine sofortige Blutstillung ein, geben Sie es mit **Hamamelis D4** in fünfminütigem Wechsel.

Prellung, Quetschung, Zerrung, Verstauchung

Halten Sie für Prellungen oder Verstauchungen immer vorsorglich eine Kühlpackung im Gefrierfach bereit. Diese können Sie im Falle eines Falles in einen Baumwollsocken stecken und Ihrem Kind auflegen oder umbinden.

Bei stumpfen Verletzungen – Prellung, Quetschung, Zerrung, Verstauchung – ist die Haut nicht verletzt. Wichtig ist, die betroffene Stelle etwa zehn Minuten zu kühlen, um den Schmerz zu lindern und einen weiteren Blutaustritt ins Gewebe zu verhindern.
Anschließend oder auch sofort – aber nur bei unverletzter Haut – machen Sie Umschläge mit verdünnter Arnica-Essenz: ein Teil Essenz auf neun Teile Wasser. Das damit getränkte Tuch wird glatt auf die Verletzung gelegt und dünn und locker mit einer Binde fixiert. Bei Bedarf kann dieser Umschlag 24 Stunden liegen bleiben, muss aber immer wieder angefeuchtet werden. Anschließend verwenden Sie Arnica-Salbe. Der verletzte Körperteil sollte möglichst hoch gelagert und für einige Zeit nicht bewegt werden.

Blutergüsse und Schwellungen gezielt behandeln

Verabreichen Sie Ihrem Kind bei jeder Verletzung – egal welcher Art, Größe oder Schwere – zur Unterstützung **Arnica D6**.
Wenn die psychische Verletzung oder der Schock im Vordergrund steht, geben Sie einmalig **Aconitum D30**. Besteht gleichzeitig eine schwere körperliche Verletzung, geben Sie nach einigen Minuten zusätzlich eine Gabe **Arnica D30**.

Im Wechsel mit **Arnica D6** können Sie bei Bedarf folgende Mittel geben: **Ruta D6** bei Knochenprellung und Verletzung der Knochenhaut – z.B. bei einem Schienbeintritt –, oder wenn Ihr Kind sich am ganzen Körper zerschlagen fühlt. Außerdem wenn Kälte den Zustand verschlechtert.
Symphytum D6 ist das Mittel der Wahl bei einer Prellung im Gesicht und beim klassischen blauen Auge.
Hypericum D6 geben Sie bei einer Nervenverletzung, oder wenn besonders empfindliches Gewebe, z.B. am Finger oder an den Genitalien, betroffen ist. Ebenso bei einer Wirbelsäulen- oder Steißbeinprellung.
Bellis perennis D6 ist das passende Arzneimittel bei einer besonders tiefen Quetschung, wie z.B. nach einem Pferdetritt oder »Pferdekuss«, also einem Biss ohne Hautverletzung.

Arnica ist ein wahres »Wundermittel«. Es verhindert übermäßige Blutergüsse und Schwellung und sorgt für eine rasche Rückbildung. Nach eingetretener Besserung geben Sie es in der Potenz D6 einmal täglich, bis die Symptome verschwunden sind.

Wenn die Schmerzen länger anhalten

Als Folgemittel von Arnica hat sich **Rhus toxicodendron D12** bei Verstauchung, Bänderzerrung oder Muskelkater bewährt. Charakteristisch sind hier ziehende Schmerzen und durch die Schmerzen bedingte Unruhe. Bewegung ist anfangs schmerzhaft, die Schmerzen lassen bei fortgesetzter Bewegung nach, treten aber bei Überanstrengung wieder auf. Wärme, Druck und Reiben helfen.
Sind die starken Schmerzen weiterhin nur durch kalte Anwendungen zu bessern, und ist das verletzte Gelenk steif, so weist dies auf **Ledum D6** hin. Trotz allgemeiner Frostigkeit verschlechtert Bettwärme den Zustand. Ist jede kleinste Bewegung schmerzhaft, und helfen nur Ruhe und fester Druck, dann versuchen Sie es mit **Bryonia D6**.

Unterstützen Sie Ihr Kind beim Selbermachen und helfen Sie ihm, mit Gefahren richtig umzugehen. Zeigen Sie Ihrem Kind, dass Sie ihm etwas zutrauen. Das gibt Sicherheit und beugt Unfällen vor.

Konsultieren sie bitte einen Arzt

- Bei starken Schmerzen, die sich nicht bessern.
- Wenn nach einem Sturz das Hand- oder Ellenbogengelenk anschwillt.
- Sofort, wenn nach Zug am Arm – bei »Engelein flieg« – dieser nicht mehr hochgehoben werden kann!
- Wenn nach einem Sprung oder Sturz das Bein nicht mehr belastet wird.

Erkundigen Sie sich bitte bereits bei der Urlaubsplanung, ob an Ihrem Traumziel Gesundheitsrisiken bestehen und ob besondere Impfungen notwendig sind. Wägen Sie genau ab, ob Sie sich und Ihrem Kind diese Belastung zumuten wollen.

Reisen mit Kindern

Für manche Kinder ist die Fahrt in den Urlaub und zurück ein Horrortrip, nämlich wenn sie unter starker Übelkeit leiden. Ein altes Hausmittel dagegen ist Petersilie. Servieren Sie am Abend vor der Reise ein Gericht mit viel roher Petersilie. Während der Fahrt legen Sie dem Kind eine Kompresse mit viel frisch geschnittener Petersilie auf die Brust (unters T-Shirt). Zum Frühstück gibt es Tee aus Fenchel und Melisse (ab drei Jahren mit Pfefferminze). Während der Fahrt reichen Sie kandierten Ingwer.

Leidet Ihr Kind beim Fahren oder Fliegen trotzdem unter starkem Schwindel mit Übelkeit und Erbrechen, oder hat es Probleme, sich an eine Zeitverschiebung anzupassen, so geben Sie ihm **Cocculus D4**.

Ist die Übelkeit mit einem Gefühl der Elendigkeit verbunden und kommen zum Schwindel ein Kältegefühl und kalter Schweiß, wobei die kleinste Bewegung alles verschlimmert, so ist **Tabaccum D12** das passende Mittel.

Das gehört in die Haus- und Reiseapotheke

Neben Wundpflaster, Pflasterstreifen, Kompressen, Schere, Splitter- und Zeckenpinzette, Thermometer, Gummiklistier, Nasensprühflasche mit Kochsalzlösung, elastischen Binden, Wickeltüchern und einer Wärmflasche brauchen Sie noch:

- **Brandgel** oder **Combudoron-Gelee** und/oder **-Essenz** für Verbrennungen und Insektenstiche
- **Calendula-Essenz** für alle Hautverletzungen
- **Arnica-Salbe** oder -Essenz für Prellung, Zerrung, Verstauchung
- **Hustensaft** (WALA oder Weleda)
- **Bolus alba comp. Pulver** sowie löslichen **Elektrolyttee** für Durchfallerkrankungen
- Die wichtigsten **Teekräuter**: Kamillen-, Holunder- und Lindenblüten, Fenchelsamen, Melissen-, Salbei- und Thymianblätter

Natürlich müssen Sie nicht alle in diesem Buch erwähnten Arzneimittel kaufen. Die Mittel in folgender Tabelle sind jedoch eine sinnvolle Grundausstattung für zu Hause und auch für den Urlaub mit Kindern.

Homöopathische Grundausstattung für daheim und auf Reisen	
Aconitum D6	für akute fieberhafte Infekte, akute Entzündungen, alle Folgen von Schreck und Wind, (Todes-)Angst
Apis D6	für Insektenstiche, Verletzungen durch Quallen, Ausschläge, Entzündungen, die mit stechenden Schmerzen und starker Schwellung einhergehen
Arnica D6	für alle Verletzungen
Belladonna D6	für akutes hohes Fieber, pochende Entzündungen und Folgen zu starker Sonnenwirkung
Chamomilla D6	für Schmerzen, Durchfälle, Koliken bei Zahnung, Ohrenschmerzen
Ferrum phosphoricum D12	für fieberhafte Infekte, Ohrenentzündung
Hepar sulfuris D12	für hartnäckigen, zähen, grünen Schnupfen, Halsschmerzen wie Splitter, Gefahr von Abszessbildung
Hypericum D6	für Schädelprellungen (Kleinkinder), schmerzhafte Schnitt- und Stichverletzungen
Mercurius solubilis D12	für Eiterungen, Infekte mit übel riechenden, ätzenden Sekreten
Natrium muriaticum D12	für alle Beschwerden, die sich beim Aufenthalt am Meer, durch große Hitze und Sonnenbestrahlung verschlimmern; Lippenbläschen
Nux vomica D6	für Lebensmittelvergiftung mit Erbrechen, ggf. in Kombination mit Veratrum
Okoubaka D4	für Verdauungsstörungen, Lebensmittelvergiftungen, Tropenkrankheiten
Phosphorus D12	für Nasenbluten, bellenden Husten
Rhus toxicodendron D12	für Infekte, Lippenbläschen, Sommerdurchfälle, Muskelkater
Rumex D4	für trockene, fast ununterbrochene nächtliche Hustensalven mit Verschlimmerung durch Temperaturwechsel (Klimaanlagen!)
Ruta D6	bei wilden großen Kindern für Zerrungen, Verstauchungen, Prellungen, auch mit Verletzung der Knochenhaut
Veratrum album D6	für schwere Darminfektionen mit heftigem Erbrechen, übermäßigen wässrigen Durchfällen (gleichzeitig) mit Schwäche, Blässe, kalten Schweißen und trockener Zunge; Schock, Kreislaufkollaps

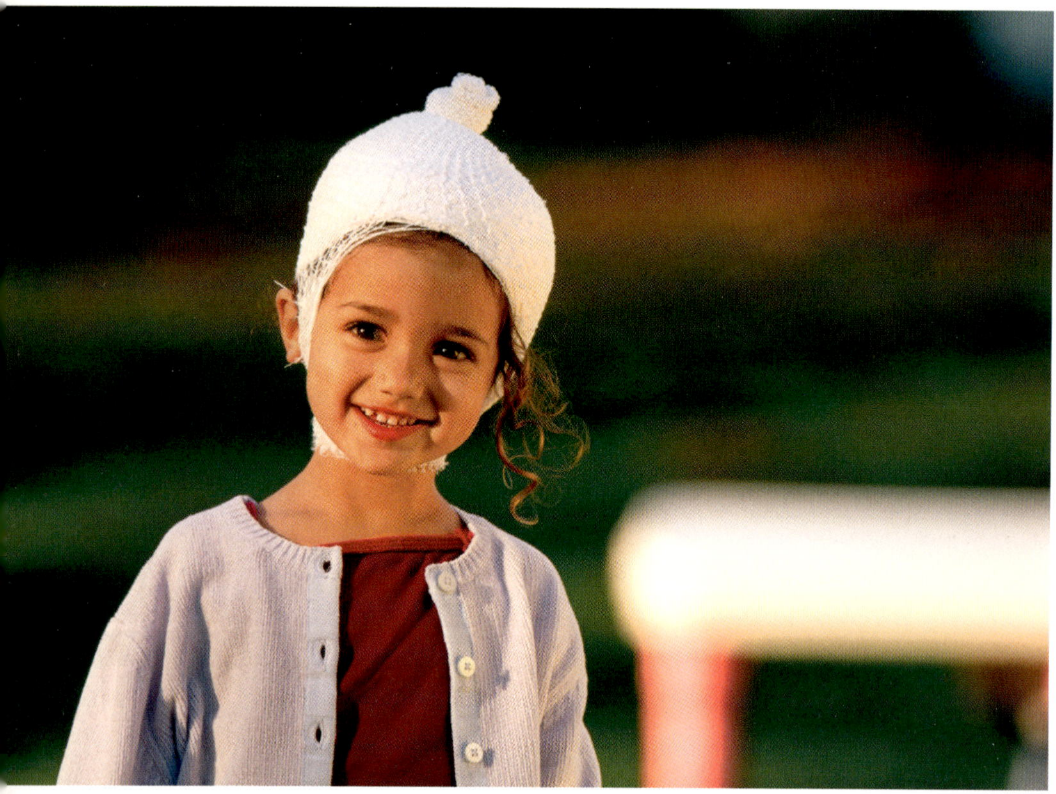

Eine Schädelprellung ist kein Beinbruch – vor allem, wenn Sie Ihr Kind gut beobachten und bei Bedarf die richtigen Maßnahmen ergreifen.

Schädelprellung

Kleine Kinder stürzen leider häufig auf den Kopf, glücklicherweise meist ohne Folgen. Hier helfen Kühlung und Arnica-Umschläge. Homöopathisch bewährt hat sich **Arnica D6** (auch D12) im Wechsel mit **Hypericum D6**, je fünf Gaben am ersten Tag, drei am zweiten und zwei am dritten Tag, bei Bedarf länger. Bei (Verdacht auf) Gehirnerschütterung sollte Ihr Kind warmes Baden, direkte Sonnenbestrahlung und große Anstrengungen vermeiden sowie mit leicht erhöhtem Kopf schlafen. Sie sollten es außerdem drei Tage lang gut beobachten, um bei Auffälligkeiten sofort handeln zu können.

Konsultieren Sie nach einer Schädelprellung den Kinderarzt

- Wenn Ihr Kind bewusstlos ist.
- Wenn es auffallend müde oder verwirrt ist oder merkwürdig reagiert.
- Bei Sehstörungen oder unterschiedlicher Pupillengröße.
- Wenn das Kind erbricht.
- Bei Steifheit oder Zuckungen der Arme und/oder Beine.
- Wenn offensichtlich ein massives Trauma vorliegt.
- Wenn Sie unsicher sind, ob mit Ihrem Sprössling alles in Ordnung ist.

Schock

Hat Ihr Kind einen Schock erlitten, so ist es blass, zittrig, kaltschweißig, unruhig und verängstigt. Der Puls und die Atmung sind deutlich beschleunigt. Ausgelöst wird ein Schock durch körperlichen Schmerz, einen Schreck oder ein erschütterndes Ereignis.
Geben Sie Ihrem Kind in diesem Fall **Aconitum D30**, bei Bedarf bis zu dreimal im Abstand von je einer halben Stunde.
Wurde der Schock hauptsächlich durch eine Verletzung oder Blutung ausgelöst, ist **Arnica D30** angezeigt (oder tiefere Potenzen öfter).
Beim (bevorstehenden) Kreislaufkollaps mit Schwäche, Kältegefühl, kalten Schweißen und kalter, blau-blasser Haut hilft **Veratrum album D6**.

Bei Verdacht auf eine schwere (innere) Verletzung bewegen Sie das Kind nicht. Ansonsten soll es mit erhöhten Beinen flach liegen.

Sonnenbrand, Sonnenstich

Ein Sonnenbrand ist eine Verbrennung der Haut, meist ersten Grades, und wird auch wie eine solche behandelt. Ein Sonnenstich äußert sich durch Unruhe oder Benommenheit sowie Fieber und evtl. Erbrechen. Bringen Sie Ihr Kind an einen kühlen Platz, und kühlen Sie den möglichst etwas erhöht gelagerten Kopf mit einem feuchten Tuch. Geben Sie viertelstündlich **Belladonna D6**. Bei ausgeprägter Symptomatik mit Kopfschmerzen, möglicherweise einer Schwellung im Augenbereich, Zerschlagenheit und Wärmeunverträglichkeit, geben Sie **Apis D6**.

Ist Ihr Kind jedoch blass mit kaltschweißiger Haut, Kältegefühl und Verlangen nach Wärme, so handelt es sich um einen Hitzekollaps. Geben Sie in diesem Fall **Veratrum album D6** zur Unterstützung des Kreislaufs.

Verbrennung, Verbrühung

Das Vorgehen bei Verbrennungen ist das gleiche wie bei Verbrühungen, nur dürfen Sie anheftende Kleidungsstücke nie entfernen. Setzen Sie das ganze Kind oder tauchen Sie den betroffenen Körperteil ganz ins Wasser, und entfernen Sie nur, was sich von selbst löst!

Kleinkinder verbrühen sich leider oft mit frisch aufgebrühtem Tee, den sie mitsamt Tischdecke herunterziehen, oder weil sie aus Neugier einen Topf vom Herd ziehen. Ergreifen Sie hier vorbeugende Maßnahmen! Ist es dennoch passiert und Ihr Kind hat sich verbrüht, so entfernen Sie alle feuchten Kleidungsstücke und kühlen die betroffenen Hautstellen mindestens zehn Minuten mit Wasser – zuerst kalt, dann kühl (15–20 °C). Sind größere Körperbereiche betroffen, stellen Sie Ihr Kind unter die Dusche oder tauchen Sie den betroffenen Körperteil in einen Eimer oder eine Wanne, jedoch nur mit kühlem Wasser, damit das Kind nicht auskühlt.

Bereiten Sie eine Mischung aus einem Teil **Wala-Brandessenz** mit neun Teilen Wasser, und tränken Sie ein sauberes Tuch damit, mit dem Sie die Verbrühung abdecken. Ist die betroffene Stelle nicht wesentlich größer als ein Zwei-Euro-Stück und bilden sich keine Blasen, führen Sie die äußerliche Behandlung mit **Wund- und Brandgel** (Wala) oder **Combudoron-Gelee** (Weleda) fort. In allen anderen Fällen packen Sie Ihr Kind warm ein, geben ihm viel zu trinken und bringen es in die nächste Klinik.

Homöopathische Hilfe bei Verbrennungen

Ist Ihr Kind blass vor Schmerzen, ängstlich, unruhig, zittrig und kaltschweißig, so verabreichen Sie eine Gabe **Aconitum D30** (ersatzweise **Aconitum D6** alle fünf Minuten, bis eine Besserung eintritt).

Bei einer Verbrennung oder Verbrühung ersten Grades ist nur die oberste Hautschicht betroffen. Sie ist stark gerötet mit brennenden, stechenden Schmerzen. Hier hilft **Urtica urens D6**.

Bei einer Verbrennung zweiten Grades zeigt sich eine flächige Rötung mit Blasenbildung, darunter wunde, nässende Haut. Es bestehen star-

ke brennende, schneidende, stechende Schmerzen. Geben Sie in diesem Fall **Cantharis D6**. Ihr Kind muss ärztlich versorgt werden!
Hat sich in der Folge bereits eine neue, dünne Haut gebildet, so verabreichen Sie Ihrem Kind **Causticum D6**, insbesondere wenn es zu schrumpfender oder überschießender Narbenbildung neigt. Zur äußeren Anwendung empfiehlt sich jetzt **Combudoron-Salbe** (Weleda).
Bei einer Verbrennung dritten Grades ist die gesamte Hautschicht zerstört. Schmerzen bestehen nur im Randbereich. Die unterstützende Behandlung zu der umgehend erforderlichen ärztlichen Versorgung ist langwierig, aber im Prinzip wie oben beschrieben.
Bei anhaltend nässender Wunde kommt **Causticum D6** infrage (ebenso bei einer stark verbrannten Zunge). Bei schmierigem, stinkendem, reizendem Wundsekret geben Sie **Kreosotum D6**.
Zur Nachbehandlung ist **Narben-Gel** (Wala) zu empfehlen.

Vergiftung, Verätzung

Sicher ist in puncto Vergiftungen und Verätzungen Vorbeugung groß zu schreiben, denn die roten Beeren im Garten, die Zigaretten, die Tabletten oder die schönen bunten Putzmittelflaschen sind für ein Kind einfach zu verführerisch. Lassen Sie Zigaretten und Kippen nie liegen, und bewahren Sie Tabletten und Putzmittel grundsätzlich in verschließbaren Schränken auf. Erklären Sie Ihrem Kind möglichst bald die Gefahren, und zeigen Sie ihm, wofür der Inhalt der Flaschen und Schachteln benötigt wird.

Bewusstlose Kinder darf man nie erbrechen lassen, denn sie könnten an ihrem Erbrochenen ersticken!

Vergiftung: Ruhe bewahren und Wasser trinken

Sollte sich Ihr Kind durch irgendeine bedenkliche oder gar gefährliche Substanz vergiftet haben, bewahren Sie zunächst vor allem die Ruhe. Geben Sie Ihrem Kind möglichst viel klares Wasser zu trinken, keine Milch und nichts zu essen. Falls Ihr Kind erbrechen sollte, nehmen Sie das Erbrochene mit in die Klinik.
Bringen Sie Ihr Kind in jedem Fall möglichst schnell zum Kinderarzt

Legen Sie bewusstlose Kinder auf die Seite und lassen Sie sie niemals erbrechen! Sie könnten an dem Erbrochenen ersticken.

oder in die nächste Kinderklinik. Nehmen Sie unbedingt die giftige Substanz in Originalverpackung mit (Tabletten mit Schachtel, Zweig mit Beeren und Blättern), und versuchen Sie abzuschätzen, wie viel davon aufgenommen wurde. Bei Unklarheiten erhalten Sie beim Giftnotruf (siehe Telefonbuch) rasch genaue Anweisungen.
Falls Sie die Giftpflanze sicher kennen und zufällig das entsprechende homöopathische Arzneimittel zur Hand haben, können Sie es, bis Sie beim Arzt sind, alle zehn bis fünfzehn Minuten verabreichen. Geben Sie beispielsweise bei Vergiftung mit Eisenhut **Aconitum**. Hier besteht akute Lebensgefahr! Bei Tollkirsche ist **Belladonna** das entsprechende Arzneimittel.

Ätzende Substanzen abwaschen

Ist eine giftige oder ätzende Substanz auf die Haut gekommen, spülen Sie diese mit viel klarem Wasser ab. Anschließend wird mit Wasser und Seife gewaschen. Benetzte Kleidung wird rasch und vollständig entfernt. Ist das Auge betroffen, wird es aufgehalten und ebenfalls mit viel Wasser gespült.
Geben Sie bei jeder Verätzung zuerst **Causticum D6**, anschließend verfahren Sie weiter wie bei einer Verbrennung. Denken Sie bei allen Maßnahmen immer auch an den Selbstschutz!

Verletzungen, Blutungen

Jede Wunde sollte zur Reinigung, Blutstillung und Beschleunigung der Heilung mit Calendula-Essenz behandelt werden. Ein Teil Essenz wird hierfür mit neun Teilen Wasser verdünnt. Eine verschmutzte Wunde tupfen Sie mit einer hierin getränkten Kompresse vorsichtig ab. Nicht reiben! Ansonsten legen Sie die Kompresse auf, wenn nötig unter leichtem Druck, bis die Blutung nachlässt. Bei starker Blutung wird der entsprechende Körperteil hoch gelagert. Wenn möglich, lassen Sie die Wunde an der Luft trocknen. Der sich bildende Schorf ist der beste Wundschutz.

Gehen Sie mit Ihrem Kind zum Arzt

- Wenn Ihr Kind eine Bisswunde erlitten hat. Hier ist der Arztbesuch ganz besonders wichtig, da Infektionsgefahr besteht!
- Wenn das Kind eine Wunde am Kopf oder im Gesicht hat.
- Bei sehr großen, tiefen oder klaffenden Wunden.
- Wenn die Wunde stark verschmutzt ist.
- Bei gequetschten oder sehr ausgefransten Wundrändern.

Unterstützen Sie die Wundheilung homöopathisch

Geben Sie **Arnica D6** bei allen Arten von Wunden als Basisarznei. Ist die Wunde besonders tief und schmerzhaft, geht sie mit einer Nervenverletzung einher, oder befindet sie sich an einem Finger oder Fuß, dann verabreichen Sie zusätzlich **Hypericum D6**.

Bei einer tiefen Schnittwunde mit Überempfindlichkeit oder einer schmerzenden Operationswunde geben Sie Ihrem Kind **Staphisagria D6**.

Bei stark blutenden Wunden mit dunklem Blut hilft **Hamamelis D4**.

Bei Riss-Quetsch-Wunden mit stark gequetschten, zerfetzten Wundrändern und ebenso bei schlecht heilenden Wunden hilft **Calendula D4**. Dieses Mittel ist auch bei Schleimhautwunden und -geschwüren hilfreich. Bei Stichwunden mit stechenden, pochenden oder kribbelnden Schmerzen, wenn die Wunde rot ist und die Schmerzen nur durch Baden in kaltem Wasser gelindert werden, geben Sie **Ledum D6**.

Ist die Stichwunde rot, stark glasig geschwollen und sehr heiß, und werden Wärme und Berührung nicht ertragen, dann ist **Apis D6** angezeigt.

Es sterben mehr Kinder an Unfallfolgen als an allen Infektionskrankheiten zusammen. Die meisten dieser Unfälle wären vermeidbar gewesen! Schenken Sie daher der Unfallverhütung zu Hause und im Straßenverkehr besonders große Aufmerksamkeit.

Verschlucken

Kleine Kinder nehmen bekanntlich alles in den Mund und schlucken auch so einiges hinunter. Verbannen Sie daher lieber alle kleinen Gegenstände außer Reichweite (einschließlich der Hydrokulturpflanzen). Ist bereits etwas verschluckt, dann bewahren Sie Ruhe, denn meistens kommt es auf natürlichem Wege wieder heraus. Geben Sie Ihrem Kind weiche Semmeln zum Nachessen, größeren Kindern Sauerkraut. Kontrollieren Sie den Stuhl sorgfältig. Ist der Fremdkörper nach drei Tagen noch nicht erschienen oder hat Ihr Kind Schluckbeschwerden, ein Druckgefühl oder andere Beschwerden, gehen Sie bitte zum Arzt. Lediglich Knopfzellen-Batterien müssen sofort in der Klinik entfernt werden.

Maßnahmen, wenn sich Ihr Kind verschluckt

Steckt Ihrem Kind die (Erd-)Nuss oder ein Stück Apfelschale im Hals, halten Sie es an den Beinen in die Luft, oder legen Sie es mit dem Kopf nach unten über Ihre Knie, und klopfen Sie ihm ein- bis zweimal kräftig zwischen die Schulterblätter. Kann der Bissen nicht ausgehustet werden, und das Kind leidet unter Atemnot, umfassen Sie seinen Brustkorb und drücken ihn kurz und kräftig zusammen.

Homöopathische Hilfe, um den Fremdkörper abzustoßen

Ist die Atemnot beseitigt, Ihr Kind von dem Ereignis aber total verschreckt, geben Sie eine Gabe **Aconitum D30** (oder mehrmals D12/D6). Besteht der Verdacht, dass sich ein Fremdkörper im Körper befindet, holen Sie bitte ärztlichen Rat ein, geben aber zusätzlich zweimal täglich für zwei bis drei Tage **Silicea D12**. Das unterstützt die Abstoßungsreaktion des Körpers und hilft auch bei Fremdkörperresten in der Haut. Bitte wenden Sie diese Arznei nicht an, wenn »absichtliche Fremdkörper« wie Schrauben oder Transplantate vorhanden sind!

Bei anhaltender bedrohlicher Atemnot blasen Sie einmal kurz und sehr kräftig in Mund und Nase Ihres Kindes, um wenigstens eine Lungenhälfte frei zu bekommen. Rufen Sie den Notarzt!

Rufen Sie im akuten Notfall den Arzt

Vergessen Sie beim Notruf nicht, das Alter Ihres Kindes anzugeben.
Um mehr Sicherheit zu erlangen, können Sie einen speziellen Erste-Hilfe-Kurs für Kinder besuchen. Die oben angegebenen Arzneimittel sollen Ihre Maßnahmen bis zum Eintreffen des Arztes unterstützen – doch keinesfalls den Arzt ersetzen!

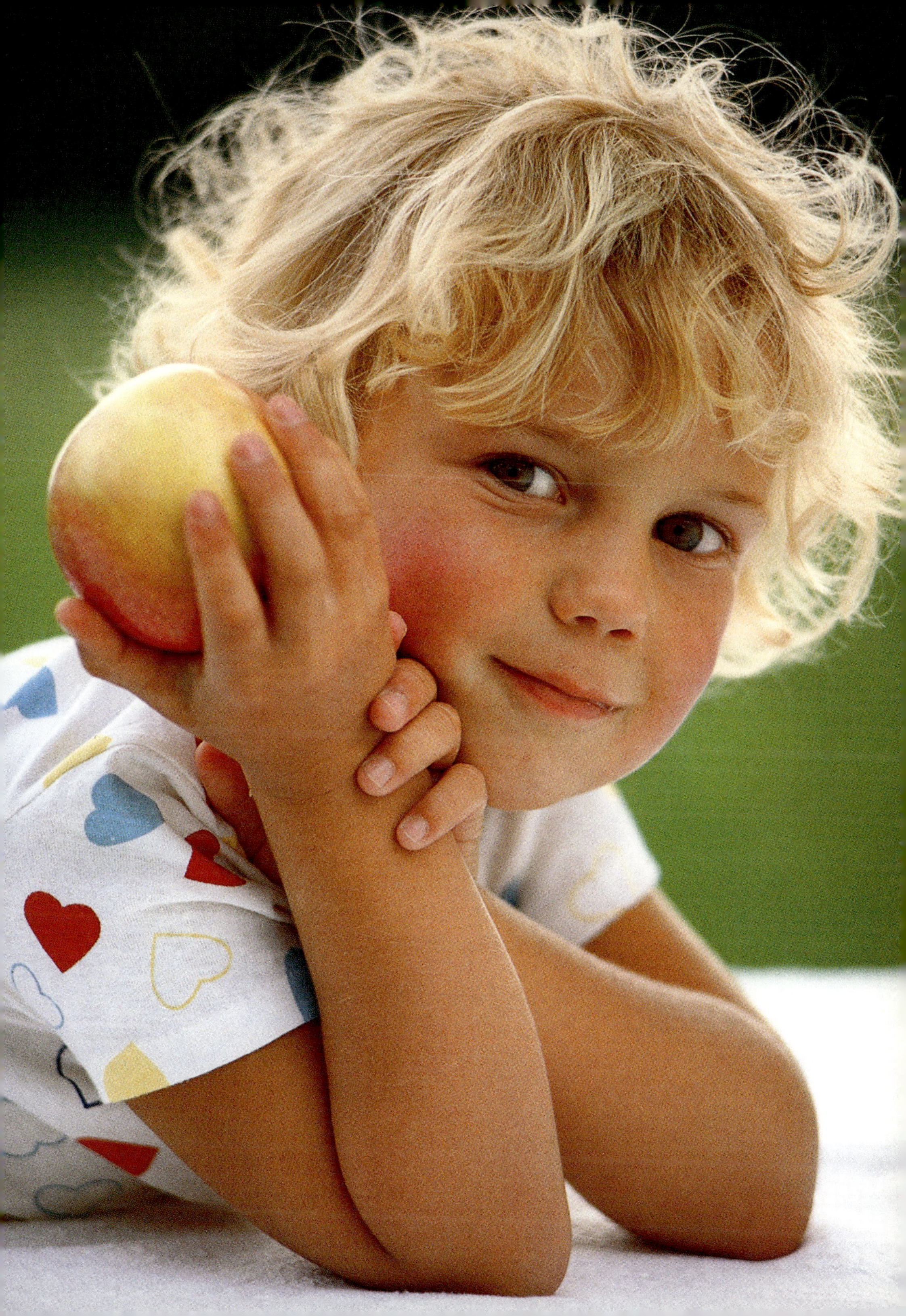

Arzneimittelverzeichnis

Hier sind die Arzneimittel, die Sie am häufigsten brauchen, noch einmal gesondert beschrieben. Selten werden alle Symptome mit denen Ihres Kindes übereinstimmen, aber es sollten möglichst viele sein. Wichtig sind besonders die Zeichen, die sich vom gesunden Zustand Ihres Kindes unterscheiden, insbesondere was Charaktermerkmale bzw. Gemütssymptome betrifft. Diese sind jeweils in der ersten Zeile angeführt.

Aconitum napellus *(blauer Eisenhut)*

Besonders für: kräftige, leicht erregbare Kinder
Bewährt bei: fieberhaftem Infekt (Anfangsmittel!), Entzündungen, Folgen von Schreck und Angst und von kaltem, trockenem Wind
Potenz: D6; Schock D30
Symptome: große Angst (Todesangst); Unruhe (unruhiger Schlaf, Albträume); plötzliches, hohes Fieber mit Frieren und Schüttelfrost; unerträglich starke Schmerzen; Haut ist heiß und trocken; Durst auf kalte Getränke; verstopfte, heiße Nase mit klarem Sekret; heftiger Husten
Schlimmer durch: Berührung, Wärme; abends und nachts, besonders um Mitternacht
Besser durch: Schwitzen, Ruhe, frische Luft

Apis mellifica *(Honigbiene)*

Besonders für: aktive, pflichtbewusste Kinder (eifrig wie die Biene)
Bewährt bei: Insektenstichen, Nesselausschlag, Halsentzündung
Potenz: D6
Symptome: umschriebene hellrote, glasige Schwellung, Überwärmung; stechende, brennende Schmerzen; Ruhelosigkeit; Verlangen nach Abkühlung trotz Frösteln; Unverträglichkeit von Wärme, Berührung und Druck; plötzlicher Beginn; Schläfrigkeit, Durstlosigkeit, Zerschlagenheitsgefühl
Schlimmer durch: Wärme, Berührung, im geschlossenen Raum; nachts
Besser durch: frische Luft, kalte Umschläge

Arnica montana *(Bergwohlverleih)*
Bewährt bei: Verletzungen (wichtigstes und erstes Mittel), besonders bei Bluterguss, nach Operationen und Geburt, bei Folgen von Verletzungen oder Überanstrengung; Verletzungsschock
Potenz: D6; D30
Symptome: (Berührungs-)Überempfindlichkeit; Schmerzen wie wund, wie zerschlagen (stechend); Bett erscheint zu hart, muss sich daher immer bewegen, obwohl Bewegung wehtut; Muskelkater nach Überanstrengung
Schlimmer durch: Berührung, Bewegung, Erschütterung
Besser durch: Ruhe, Liegen

Arsenicum album *(weißes Arsenik)*
Besonders für: unsichere und verletzliche, unruhige, ängstliche, sehr ordentliche Kinder
Bewährt bei: erschöpfendem Brechdurchfall, Schlafstörungen
Potenz: D12
Symptome: Entkräftung, Gewichtsverlust; Ruhelosigkeit, Angst, Furcht; periodisches Wiederauftreten der Beschwerden; brennende Schmerzen, die meist durch Wärme gebessert werden; Durst mit häufigem Verlangen nach kleinen Schlucken; kalte Hände und Füße; will in Ruhe gelassen werden, aber nicht allein sein
Schlimmer durch: Ruhe; nach Mitternacht
Besser durch: Wärme, Hitze

Belladonna *(Atropa Belladonna, Tollkirsche)*
Besonders für: intelligente, sensible Kinder; jetzt reizbar, schwierig
Bewährt bei: akuten Erkrankungen mit plötzlichem Beginn und hohem Fieber, Fieberkrämpfen, Kopfschmerzen, Ohren- und Mandelentzündung
Potenz: D6
Symptome: plötzlicher Krankheitsbeginn; starke klopfende, pulsierende Schmerzen; entzündete Stelle ist wahnsinnig heiß; rotes, heißes Gesicht, glänzende Augen, weite Pupillen; kalte Hände und Füße; Mund

trocken, aber eher kein Durst, Verlangen nach Saurem; Schwitzen, Kind ist heiß, dampfend; Delirium, Halluzinationen im Fieber, Verwirrtheit; Überempfindlichkeit aller Sinne; Folge von Überhitzung, Unterkühlung oder Sonne
Schlimmer durch: Geräusche, Licht, Berührung, Bewegung, Kälte; nachmittags, rechts
Besser durch: Ruhe

Borax *(Bor als Natriumtetraborat)*
Besonders für: ängstliche, schreckhafte, zittrige Kinder
Bewährt bei: Soor, Mundfäule
Potenz: D4 als Tropfen (Dilutio)
Symptome: sehr empfindliche, leicht blutende Geschwüre der Mundschleimhaut; schlecht heilende Haut; Angst bei Abwärtsbewegung
Schlimmer durch: nasskaltes Wetter, Lärm
Besser durch: Bewegung im Freien, nach Stuhlgang

Bryonia *(rotbeerige Zaunrübe)*
Besonders für: reizbares, schlecht gelauntes Kind, das nicht gestört werden will
Bewährt bei: trockenem Reizhusten, trockener Verstopfung, Gelenkschmerzen
Potenz: D6
Symptome: trockener, harter, hohler, schmerzhafter Reizhusten mit Stichen in der Brust, Kind muss sich die Brust halten; Husten schlimmer beim Betreten eines warmen Raumes; Durst mit Verlangen nach großen Mengen Wasser, das meist in großen Abständen getrunken wird; will allein gelassen werden, braucht seine Ruhe; trockene Schleimhäute, rissige Lippen, weiß belegte Zunge; Stuhl ist trocken und hart; Verstauchungen (Brüche) mit stechenden, ziehenden Schmerzen; schmerzhafte Gelenkentzündungen, rot, heiß, berührungsempfindlich
Schlimmer durch: die kleinste Bewegung
Besser durch: Druck, Liegen auf der betroffenen Seite, Wärme

Cantharis *(Lytta vesicatoria, Spanische Fliege)*

Besonders für: reizbare, wütende Kinder
Bewährt bei: Verbrennung, Blasenentzündung
Potenz: D6
Symptome: Blasenbildung bei Verbrennung; starke, brennende Schmerzen beim Wasserlassen (Urin wie kochendes Wasser), häufiges, tropfenweises Wasserlassen; Entzündung von Vorhaut und Eichel oder Schamlippen mit heftigem Brennen und Jucken; Durchfälle mit schneidenden Bauchkrämpfen; brennende Halsschmerzen; großer Durst
Schlimmer durch: Trinken, Schlucken, Wasserlassen, Berührung
Besser durch: Ruhe

Chamomilla *(echte Kamille)*

Besonders für: gereizte, ungeduldige, launische, jähzornige und extrem überempfindliche Kinder
Bewährt bei: Zahnungsbeschwerden, Koliken, Ohrenschmerzen
Potenz: D6
Symptome: brüllendes Kind, lässt sich nur durch zügiges Herumtragen oder -fahren beruhigen; eine Wange ist rot und heiß, die andere blass; untröstlich, will nicht berührt werden; heftige, anfallsweise, stechende Schmerzen; Durchfall während des Zahnens, der wie gehackter Spinat aussieht und faulig stinkt; Bauchschmerzen mit zornigem Schreien, Durchbiegen nach hinten; das Kind lässt sich nicht untersuchen
Schlimmer durch: Wärme (außer bei Bauchschmerzen), Aufregung, Berührung
Besser durch: getragen werden

Cuprum metallicum *(metallisches Kupfer)*

Besonders für: sehr unruhige Neugeborene
Bewährt bei: Krämpfen, Krampfanfällen, Asthma, Keuchhusten
Potenz: D30; Keuchhusten D6
Symptome: sehr unruhige Neugeborene mit Trinkschwierigkeiten; schwallartiges Erbrechen bei Säuglingen mit Magenpförtnerverkramp-

fung; kolikartige Bauchschmerzen mit Erbrechen; geballte, zuckende Hände, Wadenkrämpfe; krampfartige Hustenanfälle mit Atemnot, evtl. Erbrechen bei Keuchhusten und Asthma; Körper kalt, Gesicht bläulich
Schlimmer durch: Berührung, Schreck, Hitze, Schlaf; nachts
Besser durch: kalte Getränke

Drosera rotundifolia *(Sonnentau)*

Besonders für: niedergeschlagene, ängstliche Kinder
Bewährt bei: trockenem Husten mit Atemnot, Keuchhusten
Potenz: D6
Symptome: krampfhaftes Husten, besonders nachts, Schmerzen in der Brust, die mit den Händen gehalten wird; Trockenheit und Reizung im Hals oder Kehlkopf; Würgereiz bei Husten; Gefühl des Zusammengeschnürtseins in Hals oder Brust; Hustensalven mit Atemnot, blaue Gesichtsfarbe; Nasenbluten durch Husten
Schlimmer durch: Hinlegen, Essen, Trinken, Reden; nachts
Besser durch: Aufstehen

Euphrasia officinalis *(Augentrost)*

Bewährt bei: Bindehautentzündung, Schnupfen, Heuschnupfen
Potenz: D4
Symptome: Augenentzündung mit Gefühl von Sand im Auge; ständiges Augenzwinkern; Augen brennen und sind gereizt, Lichtscheu; reichlicher, dünner, wund machender Tränenfluss; manchmal Eiteransammlung in den Augenwinkeln; milder Fließschnupfen mit tränenden Augen
Schlimmer: morgens, beim Lesen
Besser durch: Liegen, nachts (Husten), kaltes Wasser

Ferrum phosphoricum *(phosphorsaures Eisen)*

Besonders für: nervöse, überempfindliche, schnell erschöpfte Kinder
Bewährt bei: Infekt mit hohem Fieber ohne besondere Symptome, Anfangsmittel bei akuter Ohrenentzündung

Potenz: D12
Symptome: hohes Fieber mit Entkräftung, ohne besondere Zeichen; Gesicht abwechselnd blass und rot; rot gefleckte Wangen; Lichtscheu und Kopfschmerzen bei Fieber; Nasenbluten; schmerzhafter, trockener Husten mit blutigem Auswurf; akute Mittelohrentzündung mit hohem Fieber, heftigem Schreien und rotem Ohr; Neigung zum Erbrechen
Schlimmer: nachts (Ausnahme: Husten tags schlimmer)

Gelsemium sempervirens *(Falscher Jasmin)*

Besonders für: ruhige, zurückhaltende, schüchterne Kinder
Bewährt bei: Schwäche, Sommergrippe, Lampenfieber
Potenz: D12
Symptome: Angst, Schwäche, Zittern, Durchfall vor, während oder nach Prüfungen oder öffentlichen Auftritten; Schläfrigkeit, Erschöpfung, zittrige Schwäche, Frösteln; Augenlider sind schwer; kein Durst; langsamer Krankheitsbeginn, schleppender Verlauf, wiederkehrendes, mäßig hohes Fieber mit Benommenheit; Kopf- und Nackenschmerzen, Schwindel; warme Haut, rotes Gesicht; Fließschnupfen, schmerzhafter Husten; obwohl ängstlich, möchte das Kind allein sein
Schlimmer durch: Hitze, Sonne, feuchtwarmes Wetter, Bewegung, Schreck, Erregung
Besser durch: frische Luft

Graphites *(Reißblei)*

Besonders für: dicke, verfrorene, geistig träge Kinder
Bewährt bei: Ekzemen, Schrunden, Verstopfung ohne Drang
Potenz: D12
Symptome: Hautausschläge am Kopf, Genitalien, im Gesicht, hinter den Ohren, schuppige Haut; honigartige, stinkende Absonderungen; Einrisse an allen Körperöffnungen; Lidrandentzündung, Lichtscheu, verklebte Lider; Gehörgangsekzem, Ohrenschmerzen; Verstopfung mit großen, harten, stinkenden Knollen; Heißhunger, Durst, Blähungen
Schlimmer durch: Bettwärme; morgens

Hepar sulfuris *(Kalkschwefelleber)*

Besonders für: verletzliche, überempfindliche, reizbare Kinder mit blasser, unreiner Haut
Bewährt bei: Hauteiterungen, eitriger Mandelentzündung
Potenz: D12
Symptome: Hautverletzungen heilen schlecht, eitern, Abszesse, Furunkel; Schmerzen stechend, splitterartig (z. B. bei Halsschmerzen); sehr schmerzhafte Ohrenentzündung mit stinkendem, eitrigem Ausfluss; dicker, grüngelber Schnupfen; Überempfindlichkeit, besonders gegenüber Schmerz; kann es nicht ertragen, wenn ein Körperteil kalt wird; alle Absonderungen riechen wie alter Käse
Schlimmer durch: Kälte, Luftzug, Berührung
Besser durch: Wärme

Hypericum perforatum *(Johanniskraut)*

Bewährt bei: Gehirnerschütterung, Nervenverletzung
Potenz: D6
Symptome: Folgen von Schädel- oder Rückenprellung; Schnitt- und Stichwunden nervenreicher Körperpartien; stechende, schießende Schmerzen

Ipecacuanha *(Brechwurzel)*

Besonders für: ungeduldige, unzufriedene Kinder
Bewährt bei: Husten, Keuchhusten, Asthma, Kopfschmerzen, Brechdurchfall, jeweils mit Übelkeit und Erbrechen
Potenz: D6
Symptome: Erbrechen bringt keine Erleichterung; Zunge ist nicht belegt; Blutungsneigung (Nase, Mund); Heiserkeit, Husten mit schwer abhustbarem Schleim, Atemnot; regelmäßig wiederkehrende Beschwerden

Kalium bichromicum *(Kaliumbichromat)*

Besonders für: körperlich und geistig unbewegliche Kinder
Bewährt bei: Nebenhöhlenentzündung, Schnupfen, Husten mit dicken, zähklebrigen Absonderungen
Potenz: D6
Symptome: Schleimhautsekrete sind dick, gelbgrün, fadenziehend, übel riechend und wund machend, manchmal klumpig; Zunge dick gelb belegt; Nase verstopft, in manchen Fällen mit Borken; tiefe Geschwüre auf Haut und Schleimhäuten, wie ausgestanzt
Schlimmer durch: Kälte, Hitze; frühmorgens
Besser durch: Wärme

Lachesis *(Gift des Buschmeisters = lanzenförmige Viper)*

Besonders für: »Plappermäulchen«, extrem eifersüchtig
Bewährt bei: schwer verlaufende Infektionskrankheiten und Entzündungen mit Blutungen, Eiterungen, Geschwürbildung
Potenz: D12
Symptome: Berührungsüberempfindlichkeit, besonders am Hals, Hitzewallungen und Schwitzen wechseln mit Kälteschauern; Beschwerden links oder links schlimmer/beginnend; Entzündung ist tief blaurot; feste Nahrung kann leichter geschluckt werden als Getränke
Schlimmer durch: Berührung, Wärme, Schlaf, Ruhe, feuchtes Wetter

Ledum *(Sumpfporst)*

Bewährt bei: Insektenstiche, infizierte Stichwunden, Rheumatismus, Verstauchung
Potenz: D6
Symptome: deutliche Besserung durch kalte Umschläge oder kalte Bäder; allgemeine Frostigkeit, aber deckt sich im Bett ab; großer Durst nach kaltem Wasser; ziehende, wandernde Schmerzen, starke Schwellung; Steifigkeit in Muskeln und Gelenken
Schlimmer durch: (Bett-)Wärme, Bewegung; nachts
Besser durch: kaltes Wasser

Magnesium carbonicum *(Magnesiumcarbonat)*

Besonders für: ängstliche, stets frierende, müde Kinder
Bewährt bei: Gedeihstörung, saures Erbrechen, Durchfälle
Potenz: D6
Symptome: alles am Kind riecht sauer, übel: Stuhl, Erbrochenes; kolikartige Bauchschmerzen, schlimmer durch Milch
Schlimmer durch: Temperaturextreme, Aufregung, Essen, Schlaf

Mercurius solubilis *(Quecksilbermischung nach Hahnemann)*

Besonders für: unruhige, unzufriedene Kinder
Bewährt bei: Abszess, Infekt, Schnupfen, Mittelohrentzündung, Schleimhautentzündung im Mund
Potenz: D12
Symptome: schlechter Mundgeruch, vermehrter Speichelfluss, übler Geschmack; Zunge geschwollen, dick belegt, Zahnabdrücke sichtbar; übel riechende, klebrige, gelbliche Nachtschweiße, Durst; Entzündungsabsonderungen sind ätzend, scharf, eitrig, stinkend, wund machend; stinkender, schleimiger Durchfall mit häufigem, starkem Drang
Schlimmer durch: extreme Temperaturen, feuchtes Wetter; nachts
Besser durch: Ruhe, Hinlegen

Nux vomica *(Brechnuss)*

Besonders für: schwierige, dünne Kinder, schlechte Verlierer
Bewährt bei: Koliken, Lebensmittelvergiftung, Verstopfung
Potenz: D6
Symptome: Übelkeit und Erbrechen nach Kindergeburtstag, durch Überessen oder verdorbene Nahrung; Darmkoliken z.B. von Säuglingen mit Durchbiegen des Rückens; Verstopfung mit ständigem, vergeblichem Stuhldrang, Angst davor, da hart und schmerzhaft; Folge von Überarbeitung, Erschöpfung, Ehrgeiz
Schlimmer durch: Kälte, frische Luft, Essen, Ärger; frühmorgens
Besser durch: Ruhe, Wärme, Erbrechen; abends

Phosphorus *(gelber Phosphor)*

Besonders für: sensible, mitfühlende, leichtgläubige Kinder
Bewährt bei: wiederholtem Nasenbluten, Schlafstörungen, absteigender Rachenentzündung
Potenz: D12
Symptome: Blutungsneigung; großes Verlangen nach kalten Getränken und Speisen; Angst vor Alleinsein, im Dunkeln, vor Gewittern etc.; Infekt mit Heiserkeit/Stimmlosigkeit; harter, trockener, kitzelnder Husten
Schlimmer durch: Reden, Temperaturwechsel, Anstrengung, Liegen (besonders auf linker Seite), Kälte, frische Luft, Gewitter; abends, nachts
Besser durch: Ruhe, Schlaf, Essen, Reiben

Phytolacca decandra *(Kermesbeere)*

Bewährt bei: Mandel- und Rachenentzündung, Brustentzündung
Potenz: D4
Symptome: brennende Halsschmerzen, tiefroter Rachen; kann nichts Warmes schlucken, Verlangen sich zu räuspern, Gelenkschmerzen während oder nach dem Infekt, Bewegungsdrang
Besser durch: kalte Getränke

Pulsatilla *(Wiesenküchenschelle)*

Besonders für: schüchterne, weinerliche, liebebedürftige Kinder, die immer an Mutters Rockzipfel hängen
Bewährt bei: Erkältung, Ohrenschmerzen, (Folgen von) Masern
Potenz: D12
Symptome: trockener Mund, kein Durst; allgemeines Frösteln, kalte Füße; Schleimhautabsonderungen sind rahmig-dick, gelb(-grün), mild; Zunge weißlich-gelb belegt, evtl. pelzig; Folge von Durchnässung, Unterkühlung
Schlimmer durch: Wärme, stickige Räume, in Ruhe, durch fette Speisen
Besser durch: frische Luft, Bewegung im Freien, Druck

Rhus toxicodendron *(Giftsumach)*
Besonders für: ruhelose, reizbare Kinder
Bewährt bei: Gelenkbeschwerden, Zerrungen, Lippen-Herpes (Fieberbläschen), Windpocken, Rachenentzündung
Potenz: D12
Symptome: Folge von Nässe und Kälte oder Auskühlung nach Schwitzen; Folge von Überanstrengung, Zerrung, Verrenkung; Gelenkschmerzen mit Steifheit; Schmerzen verschlimmern sich am Anfang der Bewegung, bessern sich im Verlauf, wieder schlimmer bei Übertreibung; große Unruhe, auch im Schlaf, findet keine bequeme Lage; juckender Hautausschlag, Bläschenbildung; trockene Zunge, rote Spitze, Durst
Schlimmer durch: abgedeckt sein, nass werden; morgens
Besser durch: Wärme, Hitze, Bewegung, Druck

Silicea *(Kieselsäure)*
Besonders für: sensible, verfrorene, infektanfällige, magere Kinder
Bewährt bei: Tränengangstenose, Verstopfung, Abszesse
Potenz: D12
Symptome: übel riechende Absonderungen (wund machender Fußschweiß); Überempfindlichkeit; besonders gegenüber Kälte; Neigung zu Entzündungen und Eiterungen, besonders der Haut, der Mandeln und Lymphknoten; Verstopfung mit zurückschlüpfendem Stuhl
Besser durch: Wärme

Veratrum album *(weiße Nieswurz, Germer)*
Bewährt bei: Nahrungsmittelvergiftung, Cholera u. Ä., Schwäche durch großen Flüssigkeitsverlust, Keuchhusten
Potenz: D4
Symptome: schwerer wässriger Durchfall mit massivem Erbrechen, vermehrter Speichelfluss (oder trockener Mund); ausgeprägte Kreislaufschwäche mit kalter blau-blasser Haut; kalte Schweiße, Kältegefühl, Durst auf kaltes Wasser; Hustenanfälle mit äußerster Erschöpfung
Besser durch: Wärme, Liegen

Glossar

akut – plötzlich auftretend
allergisch – überempfindlich reagierend; gesteigerte Immunreaktion
Anämie – Blutarmut, Verminderung des roten Blutfarbstoffes oder der roten Blutkörperchen
Apathie – Teilnahmslosigkeit, verminderte Ansprechbarkeit
atopische Diathese – angeborene Bereitschaft für eine andersartige/allergische Reaktion
Dermatitis – Hautentzündung
Dilutio – Lösung
Doppelblindversuch – Arzneimitteltest, bei dem weder der Patient noch der behandelnde Arzt weiß, welche Patientengruppe mit der zu prüfenden oder einer unwirksamen Substanz behandelt wird
Dynamisierung – Energieanreicherung durch Verschütteln oder Verreiben bei jedem Verdünnungsschritt
effektiv – wirksam
Elektrolytlösung – Flüssigkeit, die wichtige Mineralsalze enthält
Enzym – Ferment, Eiweiß, das einen bestimmten Stoffwechselprozess ermöglicht/beschleunigt
Exanthem – Hautausschlag
Globulus/Globuli – Milchzuckerkügelchen, benetzt mit homöopathischem Arzneimittel
Inkubationszeit – Zeit von der Ansteckung bis zum Krankheitsausbruch
Kolibakterien – Bakterien der normalen Darmflora
Kolik – krampfartige Bauchschmerzen durch Zusammenziehen eines Hohlorgans z.B. Darm
Konstitution – Gesamtheit aller wahrnehmbaren Phänomene eines Menschen
Modalitäten – Verschlimmerung oder Verbesserung durch bestimmte äußere Einflüsse
Ödem – Flüssigkeitsansammlung im Gewebe
Partikel – Teilchen
Potenz – Verdünnungsstufe
Potenzierung – schrittweise Verdünnung und Verschüttelung eines homöopathischen Arzneimittels
Prodromalstadium – Krankheitsphase mit unspezifischen, uncharakteristischen Symptomen vor dem Auftreten der eigentlichen, typischen Erkrankung
Prophylaxe – Vorbeugung
Pustel – mit Eiter gefülltes Bläschen
Quantenphysik – Wissenschaft über das Verhalten kleinster Teilchen
Rekonvaleszenz – Zeit der Genesung
rektal – im After
Sekret – flüssige Absonderung
Simile – Arzneimittel, das unverdünnt verabreicht ähnliche Krankheitszeichen hervorrufen würde wie die zu behandelnde Krankheit
Trituratio – Verreibung

Nützliche Adressen

Deutschland

Bundesverband Patienten für Homöopathie e.V.
Lange Str. 47, 37181 Hardegsen,
Tel. (0 55 05) 10 70, www.bph-online.de
Adressenlisten homöopathisch behandelnder Ärzte

Deutsche Gesellschaft für Klassische Homöopathie e.V.
Saubsdorfer Str. 9, 86807 Buchloe,
Tel. (0 82 41) 91 16 80, www.dgkh-homoepathie.de
Therapeutenliste, Arbeitskreise und Grundkurse auch für Laien

Gesellschaft anthroposophischer Ärzte in Deutschland
Roggenstr. 82, 70794 Filderstadt, Tel. (07 11) 7 79 97 11

Gesellschaft für Naturheilkunde Deutschland e.V.
Postfach 40 20 27, 80720 München,
Tel. (0 89) 3 08 66 26
Filmmaterial, Unterstützung bei Ansprüchen gegenüber der Krankenkasse

Hahnemann-Gesellschaft
Sacrower Allee 65 a, 14476 Groß Glienicke,
Tel. (03 32 01) 43 04 50
Therapeutenliste

Projekt Patienteninformation für Naturheilkunde Berlin e.V.
Akazienstr. 28, 10823 Berlin, Tel. (0 30) 76 00 87 60
Therapeutenliste, Infomaterial, Ausbildungsinformation

Vergiftungszentralen
Deutschland: Tel. 1 92 40 (bundesweit)
Österreich: Tel. 0 14 06 43 43
Schweiz: Tel. (01) 2 52 88 33

Österreich

Ärztegesellschaft für klassische Homöopathie
Kirchengasse 21, 5020 Salzburg,
Tel. (06 62) 43 78 41
Adressen homöopathisch behandelnder Ärzte

Österreichische Gesellschaft für homöopathische Medizin
Mariahilferstr. 110, 1070 Wien,
Tel. (01) 5 26 75 75
Therapeutenliste

Schweiz

Homöopathie-Verband Schweiz
Postfach 87 08, 8708 Männedorf, 6300 Zug, (01) 7 90 28 49
Therapeutenliste

Schweizer Verein homöopathischer Ärztinnen und Ärzte (SVHA)
Dorfhaldenstr. 5, 6052 Hergiswil, Tel (0 41) 6 30 07 60
Therapeutenliste

Literatur

Albonico, H.: **Gewaltige Medizin**. Haupt, Bern 1997

Findango, M.: **Therapeutische Wickel und Kompressen**. Natura Verlag 2001

Hahnemann, S.: **Organon der Heilkunst**. 6. Aufl. Überarbeitet von K. Hochstetter. Haug, Heidelberg 1974

Hirte, M.: **Impfen – Pro & Contra**. Knaur, München 2001

Lange, P.: **Hausmittel für Kinder**. rororo, Hamburg 1995

Loibl, Weber: **Migräne bei Kindern erfolgreich behandeln**. Trias, Stuttgart 1999

Sommer/Soldner: **Individuelle Pädiatrie**

Vermeulen, F.: **Kindertypen in der Homöopathie**. Sonntag, Stuttgart, 1992

Register

Bibliografische Information: Die Deutsche Bibliothek
Die Deutsche Bibliothek verzeichnet diese Publikation in der Deutschen Nationalbibliografie; detaillierte bibliografische Daten sind im Internet über http://dnb.ddb.de abrufbar.

Wichtiger Hinweis
Die im Buch veröffentlichten Ratschläge wurden mit größter Sorgfalt von Verfasserin und Verlag erarbeitet und geprüft. Eine Garantie kann jedoch nicht übernommen werden. Ebenso ist eine Haftung der Verfasserin bzw. des Verlages und seiner Beauftragten für Personen-, Sach- oder Vermögensschäden ausgeschlossen.

Bildnachweis
Umschlagfoto: FinePic, München
Fotos: Corbis/David Raymer S. 14; imagesource S. 86; Andrea Leiber S. 6, S. 50; Mauritius Images/Fergusson S. 24, S. 27/Raith S. 30, S. 115/Reik S. 40, S. 68/Stuart Pearce S. 76/Roy Morsch S. 91/age fotostock S. 100/age S. 107; Heidi Velten S. 19, S. 46, S. 62.

Projektleitung: Caroline Colsman
Redaktion: Anja Schmidt, München
Bildredaktion: Sylvie Busche (Ltg.), Margit Schulzke
Satz und Herstellung: Dagmar Guhl
Umschlagkonzeption: ZERO-Werbeagentur, München
Reproduktion: Repro Ludwig, A-Zell am See
Druck und Bindung: Appl OHG
Printed in Germany

ISBN 3-426-64168-2

5 4 3 2 1